グレートリセットを生き抜く鍵は周波数にあった!

ロバート・ギブソン医学博士 [著]

渡邊千春 [訳]

The Key to Survive
The Great Reset
Lies in Frequencies

グレートリセットを生き抜く
鍵は周波数にあった！

Mind, Body, and Soul Preparation
The Ultimate Battle for Spirituality
is Finally Beginning!

心・体・魂の準備─
霊性をかけた最終決戦がいよいよ始まる！

ロバート・ギブソン医学博士 著

渡邊千春 訳

目次

第1章　強靭な精神力と霊的な強さがいま、早急に求められている！ …………………… 7
人間であり続けられるか、そして、生き残れるか

現在進行中！
さらに勢いを増すグレートリセットの計画 ………… 9
新しい時代の戦争：
第三次世界大戦はすでに始まっている ……………… 12
エリートが用いる人類支配のための手段 ……………… 16
旧ソ連 KGB 工作員からの警告 ……………………… 21
最終目的は、
私たちが知っている社会と人類を根絶すること ……26
エリートたちが恐れる私たちの精神的・霊的な目覚め …29

第2章　人類の起源とタイムライン ………………… 33
巨人、古代宇宙飛行士、そして現代の隠蔽工作

すべての古代文化が巨人の存在について語っている ……35
スミソニアン協会による隠蔽 ………………………… 39
ノアの方舟：古代物語に与えたその影響 ………………… 45
ウォッチャー神話：古代宇宙飛行士と人類誕生の物語 …49
現代の UFO 現象：政府による情報公開の流れ ………… 56

第3章　彼らはなぜ本当の歴史を隠すのか？ ……… 59
隠蔽され続けてきた世界の歴史

エジプトのギザの大ピラミッド ……………………… 61

大ピラミッドはエネルギー発電施設だった ………… 63

大ピラミッドの発電機能が失われた理由 …………… 71

その他のピラミッドと巨石構造物 …………………… 75

南極の遺跡とその他の謎 ……………………………… 80

高度な技術と隠された歴史の意味 …………………… 84

第4章 「失われた世紀」の技術 ……………… 87
代替エネルギーとその抑圧の歴史

ニコラ・テスラ：奪われた未来の夢 ………………… 88

浮遊する巨石と隠された反重力技術 ………………… 95

ゼロポイントエネルギー ……………………………… 101

オーバーユニティ：科学の常識を揺るがす概念 ……… 105

技術抑圧の歴史と発明家たちの闘い ………………… 107

フリーエネルギーで広がる未来の可能性 …………… 109

第5章 第5世代戦争の
マインドコントロール兵器 ……………… 115
5Ｇ、ナノテクノロジー、
プロジェクトブルービーム、そして重金属

マインドコントロールを可能にする最先端技術 ……… 116

「脳の透明化」への備えはできていますか？ ………… 123

MK-Ultra：CIAの極秘プログラム ………………… 131

プロジェクト・ブルービーム：偽の黙示録 …………… 135

反キリストと獣の刻印 ………………………………… 137

第6章　エリートによる究極の支配計画 ……………139
グレートリセット
─隠された闇のアジェンダを暴く

アジェンダ2030：グローバル支配のための青写真 ……141
何も持たなくても、幸せになれる
　　　　──究極の自由の喪失 …………………145
優生学と人口削減：静かなる淘汰 …………………148
「グレートリセット」下の未来の警告 ………………153
進むべき道：どのように抵抗すべきか ………………154

第7章　世界規模で迫り来るホロドモール …………157
　私たちの知らない旧ソビエト時代のホロコースト
ウクライナに起こった悲劇：
　　　共産主義者による卑劣な弾圧 …………………159
権力強化のため、意図的に引き起こされる饑饉 …………161
世界規模のホロドモールは必ずやってくる！ …………165
ホロドモールを生き延びる準備を
　　　いますぐ始めよう！ ………………………168

第8章　聖なる器─身体を敬い育むために …………173
心・体・魂の調和を目指す
ホリスティックアプローチ

食生活と腸内環境、そして解毒 ……………………174
運動・睡眠・休息 …………………………………179
心のあり方の重要性 ………………………………182
栄養について ………………………………………184

点をつなぐ：ホリスティックなアプローチ ‥‥‥‥‥‥‥186

脳を癒し、体を癒す ‥‥‥‥‥‥‥‥‥‥‥‥‥‥‥‥187

ホリスティックヘルスを目指す旅：

　　その一歩を踏み出そう！ ‥‥‥‥‥‥‥‥‥‥‥188

これから進む道：

　　変化する世界の中で健康を維持するには ‥‥‥‥190

第9章　強い心と精神的回復力を育てる ‥‥‥‥‥‥195
心の科学：ポジティブな心のあり方が持つパワー

心の科学 ‥‥‥‥‥‥‥‥‥‥‥‥‥‥‥‥‥‥‥196

私たちは自分の脳内化学物質に依存している ‥‥‥‥197

ポジティブな心のあり方が持つパワー ‥‥‥‥‥‥‥201

コンパートメンタライゼーション ‥‥‥‥‥‥‥‥‥205

思考の共鳴：エネルギーと周波数 ‥‥‥‥‥‥‥‥‥208

心の持つスピリチュアルな本質 ‥‥‥‥‥‥‥‥‥‥210

第10章　神聖な周波数へのアクセス ‥‥‥‥‥‥‥215
現代社会におけるスピリチュアルパワーの構築

神聖な周波数の理解と習得 ‥‥‥‥‥‥‥‥‥‥‥‥216

なぜ神聖な周波数がそれほど重要なのか？ ‥‥‥‥‥221

人間が生み出すエネルギー周波数の科学 ‥‥‥‥‥‥222

真の力の源泉とつながるために ‥‥‥‥‥‥‥‥‥‥225

祈りと変容の科学 ‥‥‥‥‥‥‥‥‥‥‥‥‥‥‥‥226

注意！　偽スピリチュアル実践の危険性 ‥‥‥‥‥‥232

祈りのすすめ：波動をあげて神様とつながろう！ ‥‥234

神との格闘：苦悩と成長の旅 ‥‥‥‥‥‥‥‥‥‥‥238

第11章　無限のスピリチュアルパワーの源 ………243
スピリチュアルな能力を育て、
人類の最終試練を乗り越える方法

「心、体、魂」が完全に調和したとき、
　　　すべてが与えられる ………………………………245
人間の理解を超えた壮大な秩序と力 ………………246
スピリチュアルチューナーを磨いて波動を見極める ……249
地球は命について学ぶための人類の寺子屋 ……………251
スピリチュアルな能力を作り上げ、
　　　育てるための手引き ………………………………253
最も重要なことに焦点を当てる：
　　　あなたの瓶は満杯ですか？ ……………………264
人類の最終試練——そのときあなたは何を選ぶのか ……269

訳者あとがき ……………………………………………272

巻末電子付録 ……………………………………………275

カバーデザイン　櫻井 浩（⑥Design）
校正　麦秋アートセンター

本文仮名書体　文麗仮名（キャップス）

第1章

強靱な精神力と霊的な強さがいま、早急に求められている！

人間であり続けられるか、そして、生き残れるか

私たちはいま、とても危険な時代に生きています。皆さんを怖がらせたり、何かを売りつけたりするつもりはありません。ただ、この世界の厳しい現実に気づいてほしいと切に願っているだけなのです。そして、希望があることもお伝えしたいのです。未来がどうなるかをお見せしましょう。**人類が変わるための時間はもうほとんど残されていません。**私たちの目の前には2つの道があります。ひとつは暗闇へ、もうひとつは光へと続いています。

　あなたと同じように、私もまた内面の世界が大きく変わっていくのを感じています。巨大な変化が起きています。「何か目に見えない力」が私たちを促し、突き動かし、目覚めて準備するよう導いているのを感じませんか？　立て続けに大きな出来事が起こり、世界が急速に何か大きなものへと向かっていることがわかります。

　そして、目の前では、「善と悪」、「光と闇」の対立がますます鮮明になっています。もうただの傍観者で居続けることはできません。無邪気な時代は終わり、多くの人々がどちらかの側を選び始めています。世界の変化は止まることなく進んでいて、無視し続けることはもはやできなくなりました。あなたもまた、**どちらか一方を選ばなければならないのです。**

　選ばないということも、ひとつの選択です。いまほど、個人や全体の精神的な強さ、心の強さが求められている時代はありません。これからの数か月、数年で、**私たちに必要とされる精神力と霊的な強さは飛躍的に増していくでしょう。**いまこそ備えるときです！　直面する脅威と、それを乗り越える力について学ぶときが来たのです！

第1章　強靭な精神力と霊的な強さがいま、早急に求められている！

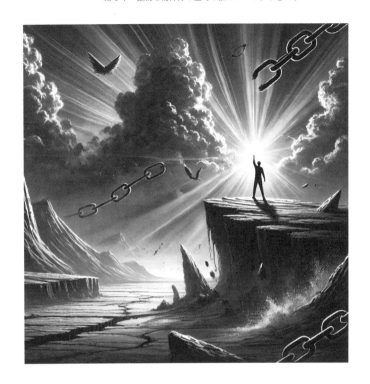

現在進行中！　さらに勢いを増すグレートリセットの計画

　『グレートリセット』はすでに始まっています。世界を支配しようとする計画は、何世紀にもわたって改良を加えつつ進められてきました。長年の努力が実を結びつつあります。この４年間を少し振り返るだけでも、グローバリストたちの**世界を完全に支配しようとする企み**が浮き彫りになります。

　新型コロナウイルスという「デマ」を利用して、世界全体を巧みに操ったその手腕は恐ろしいものでした。いまやそれ

9

は、試験段階を経て完全な実行段階へと移行しています。**地球の崩壊へのカウントダウンが始まっているのです。**だから私たちは、残されたわずかな時間を使って、次に訪れる事態に備えなければなりません。

　この本では、「エリート」や「グローバリスト」という言葉を、一般の人々を犠牲にしてでも富と独裁的な権力を手に入れようとする個人や集団を指して使います。彼らは、その力を使って世界を支配し、統制しようと画策しているごく少数の人々です。「ディープステート（闇の政府）」「カバール（秘密結社）」「イルミナティ」などと呼ばれる存在で、結託して巨大な陰謀を企てています。

　彼らが完全な支配を手に入れれば、何十億もの人々が抹殺され、世界人口はわずか5億人にまで減らされるでしょう。彼らのディストピア[1]的な理想の未来が実現すれば、すべての生存者に対し完全かつ絶対的な支配を維持する計画です。生き残ることを許された人々は、ただエリートたちに仕えるためだけに存在することになるのです。

> **ジョージア・ガイドストーン**：1980年、ジョージア州にガイドストーンと呼ばれる花崗岩の記念碑が建てられました。8つの言語で10の指針が刻まれており、ひとつめには『自然との永続的な調和の中で人類を5億人以下に保つこと』と書かれていました。しかし、何者かがエリートたちへ向けてメッセージを伝えようと決意しました。2022年7月6日未明、ガイドストーンが爆破さ

1　「**ディストピア**」とは、理想郷を意味する「ユートピア」の反対の概念で、**暗黒の未来社会や絶望的な世界を指す言葉です。**

れたのです。破壊はされましたが、**優生学と大量虐殺を象徴するこの邪悪な記念碑**は、私たちへの警告としてとらえるべきです。石碑が崩れ去ったとはいえ、彼らの計画はなおも勢いを増して進行しているのです。

エリートたちはすでにあなたのあらゆる行動を監視し、盗聴しています。何を買い、何を見て、どこへ行くのかを知っています。そして、いずれはあなたの頭の中の個人的な考えまでも知ることになるでしょう。彼らはすでに多くのことを知っていますが、さらにすべてを把握しようとしています。後ほど、AIがあなたの思考を読み取ることを可能にする**高度な脳センサー**について詳しくお話しします。AIの超人的な能力は現実です。「未来の話」ではありません。すでに起きています。私はそれを自分自身の目で見ましたし、実際に使ったこともあります。

さらに、世界中の貧しい地域を見渡してみれば、極度の貧困状態にある人々でさえ、スマートフォンやインターネットを持っていることがわかります。なぜエリートたちは、食料や生活必需品よりもスマートフォンを与えることに熱心なのでしょう？　なぜ彼らは、新型コロナのワクチンを地球上すべての人に**無料**で配布できる資金力があるのに、食料や清潔な水は提供しないのでしょう？　「命を守るためにワクチンを打ちなさい。無料で打たせてあげるから」と彼らは言っていました。じゃあ、食料は？　清潔な水は？　圧政からの自由は？——それらは与えられませんが、ワクチンなら10回分無料です——。**最初から「命を救うため」などでは決してなかったのです**。もちろん、いまもそうではありません。

私がこれまでに警告してきたことはすべて起こり、いまも続いています。その一方で、**コロナのデマは、多くの善良な人々を目覚めさせる役割を果たしました**。長年、エリートたちの陰謀に目を光らせてきた人々もいますが、いまやその計画は完全に明らかになっています。1990年代に『国連アジェンダ21』が導入され、将来の「パンデミック」への準備が進められました。これにより、政府や医療機関がどのように対応すべきかの基盤が築かれたのです。

　また、これを機に、**インターネットを使って人々を洗脳し、監視するシステム**も構築されました。情報をコントロールするために、CIA や NSA のような政府機関が Google といった偽装企業を作りだしました。コロナのデマへと続いた一連のアジェンダは、エリートたちに驚くべき成功をもたらし、人類にとっては運命を左右する重要な分岐点となったのです。

新しい時代の戦争：第三次世界大戦はすでに始まっている

　コロナのデマによる正確な死者数は不明ですが、データがその規模を示しています。現在、公式に証明された SARS-CoV-2 または Covid-19による世界的死者数は**ほとんどゼロ**に近いとされています。恐怖を植え付けるために嘘の数値が報告されていますが、**適切におこなわれた解剖での死亡報告は存在しません**。その一方で、不必要なコロナ治療による死者数は約340万人にのぼります。ロックダウンによる自殺者数は330万人です。mRNA ワクチン接種による死者数は１億人以上で、いまも増え続けています。

　発展途上国における食料やサプライチェーンの混乱による

飢餓に苦しむ人々は年間で約8億2800万人、そのうち900万人が直接的な飢餓で毎年命を落としています。さらに、5400万人以上が意図的に引き起こされた栄養失調関連の病気や、故意に汚染された水や薬品のために命を落としています。**これらは必要のない防ぐことができた死です。**もはやコロナデマどころか、『**コロナホロコースト（大虐殺）**』と呼ぶべき事態です。多くの人々が、路上で死体を目撃し始めない限りは、目を覚まさないのではないかと私は恐れています。

　もしこれらの数字が現実に近いとすれば（私はそうだと信じていますが）、私たちはすでに**第三次世界大戦**の真っ只中にあり、この戦争の犠牲者数は第二次世界大戦をはるかに上回っています。**第五世代の戦争**は、従来の武器を用いた戦争よりもはるかに致命的です。さらに恐ろしいのは、多くの人々が自分たちの悲惨な現状に気づいていないということです。自分たちの日常がある程度「普通」に見えている限り、私たちは無関心のままです。──「ライオンが誰を食べても構わない、自分を最後にしてくれるなら」と思っているのと同じです。

　そう、戦争は爆弾や銃がなくてもおこなわれるのです。私たちは急いで現状に対処しなければなりません。なぜなら、史上最大の戦争の真っ只中にいるからです。コロナによって世界中のあらゆる場所が永久に変えられてしまいましたが、エリートたちにとって、これはまだ始まりにすぎません。今回とられた手段は『第5世代戦争（5th Generation Warfare）』、または『5GW』と呼ばれるものです。

　古代中国の軍事理論書『孫子の兵法』の中で述べられているように、『最高の兵法とは、戦わずして勝つこと』なので

す。明らかな軍隊の姿や従来のような戦場を目にすることはありません。**私たちは特定の国と戦っているわけではないのです。**ビジネス、政治、銀行、テクノロジー、食品業界、製薬業界といったあらゆる分野で、私たちは権力者とその手先たちを目にします。それはひとつの国だけでなく、すべての国に存在しているのです。

5GW（第5世代の戦争）とは何か？

『5GW（第5世代の戦争)』とはなんでしょうか？　米軍海兵隊のスタントン・コア中尉はこのように述べました。「戦場は、サイバースペース、公共の水道事業、ウォール街の銀行システム、ソーシャルメディアといった奇妙な場所となるだろう。我々の任務は恐怖を植え付けることであり、それは成功するだろう」と。この第5世代の戦争は、**プロパガンダ**や**情報操作**を使用して、戦略目標を達成しようという試みです。それは、エリートたちの利益のために、正体不明の演じ手たちによっていまも実行されています。

　この新しい戦争では、ソーシャルエンジニアリング、学校、食料、医療、情報操作、サイバー攻撃に加えて、人工知能（AI）や完全自律システムなどの新しいテクノロジーが使用されています。これは、**情報と認識の戦争**です。自分たちのすぐそばで、実際それが起こっているのに気づかない人もいます。いまや、ありとあらゆるタイプのメディアと利用可能なコミュニケーションツールが、完全に支配されています。私たちは日々プロパガンダの攻撃を受けています。製薬業界、ソーシャルメディア、そしてテレビが、私たちに対して用いられる主要兵器の一部なのです。

第1章　強靭な精神力と霊的な強さがいま、早急に求められている！

アメリカのアーミッシュと呼ばれる人々は、電気などの現代のテクノロジーに頼らないシンプルな生活を送っています。彼らは自然医学を拠り所にしており、医師の診察を受けることは滅多にありません。アーミッシュの人々が、コロナにあまりかからなかったという事実から、真実に基づいたジョークが生まれました。「どうしてアーミッシュはコロナにかからないのかしら？　──そりゃ、テレビを持ってないからだよ」。では、私からここでみなさんに質問です。「もし、これまでに誰もニュースでコロナのことを聞くことがなかったとしたら、何かが変わることなどありましたか？　**これまで通りの日常が続いていたのではありませんか？**」

恐れを利用することで、彼らは『**意思決定の支配**』、つまり、マスコミ報道を信じるすべての人々の意思決定を管理する能力を生み出しました。ゆっくりだけれども執拗な攻撃は、あなたの心に浸透し、内側からあなたを衰えさせるように設計されています。それは、個人レベルでは強い認知的不協和を、大衆レベルでは大量の精神病を引き起こします。そして、1930〜40年代のドイツ国民のように、周りのすべてのものが完全に破壊されるくらいのことが起こらない限りは、この催眠状態から目覚めることはないように思われます。

エリートたちの思想は、政党、主要な報道機関、ソーシャルメディア、および綿密な計画を主導している活動家たちに、くまなく浸透しています。これまでのところ、恐れを利用することは多くの人々の心を奴隷化するのに非常に有効でした。

誰が、そして、なぜなのかは正確にわからなくても、私たちには反撃するのに十分な知識があります。他者を支配しようと権力を求める人々は、太古の昔から存在してきました。

15

エリートたちこそが、コロナのデマの設計者です。それは、もはや陰謀論などではなく『陰謀という名の事実』です。議論の余地がないほどの証拠が、最初から私たちの目の前にありました。4年以上にわたるばかげた公衆衛生政策が失敗に終わったいま、誰もが真実をはっきり見ることができるはずです。

"All warfare is based on deception." —SunTzu
「すべての戦争はデマから始まる」—孫子の兵法

2023アジェンダで予告済み！　ポスト産業世界の恐ろしさ

2030アジェンダは、現在完全に進行中です。エリートたちは、2030年までに<u>ポスト産業世界</u>[2]へと移行していくことを公然と告げています。2030年までに個人所有の車は持てなくなり、昆虫を食べるようになるでしょう。スマートシティに住むことになり、そこではエリートたちだけが自由に移動できます。**思考を読み取り、コントロールする技術**によって、あなたの考えはもはやプライベートなものではなくなります。「あなたは何も所有しなくても幸せになれる」が彼らの謳い文句です。

エリートが用いる人類支配のための手段

エリートたちはどうやってこのような服従を手にいれるの

2　**ポスト産業世界（Post-Industrial World）**とは、産業革命以降の「産業社会（工業化社会）」を経て、製造業や重工業などを中心とする経済構造から、情報、サービス、知識などを中心とする経済・社会構造へ移行した状態を指します。

でしょうか？　まず、彼らはプロパガンダを続けて騙されやすい人々を操作します。そして次に、反対する者すべてを排除する計画を立てているのです。そこには病人、遺伝的に劣っているとされる人々、そして世界人口の90％も含まれています。これらの計画はもはや隠されていませんが、それが成功するためには大衆の曖昧な態度と無関心さが必要です。

　私たちは、邪悪な一味の主要メンバーの何人かを知っています。ビル・ゲイツ、アンソニー・ファウチ、クラウス・シュワブです。これらの人物が公の場に出ることが多い一方で、背後には『秘密の組織』も存在します。その一例が王室の富豪たちで、そこにはチャールズ国王も含まれています。

　チャールズ国王は、**世界中の民間企業や資源を集結させるための『大規模な軍事スタイルのキャンペーン』**を公然と呼びかけています。政府や巨大企業に対して、数兆ドルの資金、影響力、軍事力、技術を動員し、グレートリセットを加速させるよう強制しようとしているのです。思い出してください、チャールズの父フィリップは、「もし生まれ変わるなら、致命的なウイルスとなって人類の大半を滅ぼしたい」と公言していた人物です。

"It is easier to fool people than to convince them that they have been fooled."—Mark Twain
「人をだますのは簡単だが、自分がだまされたと認めさせることは難しい」―マーク・トウェイン

嘘をつき続ける政府、メディア、教育機関

　私たちは世代を超えて、計画的にあらゆることについて嘘

をつかれ続けてきました。**嘘と真実を常に混在させることによって、嘘はより信じられやすくなります。**そして、それらの嘘が、政府や教育機関、メディアといった「私たちが信頼するようにと教えられた機関」から発せられる場合、見極めるのが非常に難しくなります。嘘は広範囲にわたり、可能な限りのあらゆる分野に浸透しています。

　私は陰謀論を信じているわけではありません。いまお話ししているのは『陰謀の事実』なのです。そして、それは私たちの周りにあふれています！　かつてある賢者が言いました、『悪魔はどこにでもいる。独裁者、君主、政治家、官僚、弁護士、学者、教師、説法師、医者、科学者、芸術家、俳優、記者、そして銀行家。**悪が繁栄するための条件は、少数の熱狂的な信奉者、大勢の利用される愚者、そして善良な人々が何もしないことだ**』と。

　嘘は何度も繰り返され、強調されます。このプロセスによって、気づかない人たちはその嘘をしっかりと信じ込むようになります。私たちの世界観は、壮大な幻影を作り出す目的で入念に構築されてきました。この幻影によって真実が隠され、私たちを支配する者たちは守られています。無知な奴隷たちの注意をそらし、金色の豪華な檻に閉じ込めてしまえば、自分が囚われの身であることにすら気づかないということを、彼らは歴史から学んだのです。

"The truth has no defense against a fool determined to believe a lie." ―*Mark Twain*
「真実は、嘘を信じると決め込んだ愚か者には太刀打ちできない」―マーク・トウェイン

言論弾圧のあとに何が続くかは歴史が証明している

　自由に意見を述べ、変化を求め、政府を批判する力は、すべての自由社会の象徴です。しかしいま、言論の自由は直接的な攻撃を受けています。コロナのデマを暴こうとする言論の検閲が常態化しました。エリートたちを批判するあらゆる情報の規制も日常化しています。イギリスでは、言論の自由がすでに失われつつあります。実際、イギリスの現況はロシアよりもはるかに酷いのです。昨年、**ロシアでは約400人が**SNSへの投稿を理由に逮捕されましたが、同じ時期に、**イギリスでは約6,000人が単なる「オンラインコメント」を**理由に逮捕されています。

　リバプールに住む若い女性、チェルシー・ラッセルの例があります。友人が交通事故で亡くなり、チェルシーは亡くなった友人が好きだった曲の歌詞を投稿しました。しかし、その歌詞には、ヒップホップ音楽でよく耳にする人種差別的な表現が含まれていたため、裁判官は彼女に8週間の地域奉仕活動と585ポンドの罰金を言い渡しました。それなのに、同じ曲がイギリスのラジオで流れていても何らお咎めなしです。世界中の人々が、コロナにちょっと疑問を投げかけただけで逮捕されました。——**私たちのすべての権利は、言論の自由があってこそ成り立つものです。**

　カナダでは、議員たちが『C68』という法案を通そうとしています。誰でも「未来に起こる可能性のあるヘイトスピーチ」を理由に、他人を告発できるようになるという内容です。この法案が可決されると、あなたは1年間、足首にモニターを付けられたまま自宅軟禁される可能性があります。すべてのコミュニケーションが監視・検閲されます。この法律

の文言は非常に曖昧で、どんな発言でも「攻撃的」または「ヘイトスピーチ」とみなされる可能性があるのです。

これは、スターリン時代のロシアを彷彿とさせます。当時、単なる冗談や他愛もない発言を理由に、数百万人が強制収容所に送られたり、処刑されたりしました。**私たちに言論の自由がなければ、それ以外の権利も存在しえません。**そして、言論の自由とは、意見の相違やときに不快な表現をも許容するものでなければなりません。対立があることによって物事が明らかになり、議論し意見を戦わせ、解決策を見つけ出す能力によって自由は成り立っているのです。

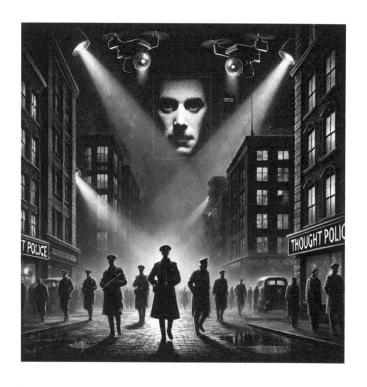

反対意見を抑圧し、言論を封じ込めることは、**独裁者や暴君が用いる**常套手段です。私たちが神様から与えられた基本的な権利が侵害されることは、決して軽視できる問題ではありません。歴史が、「検閲の後に殺戮や大量虐殺が続く」ことを証明しています。**真実を知りたければ、検閲されているものを見てください。誰に支配されているのかを知りたければ、批判することが許されない人物を探してください。**検閲はいつだって大惨事の前触れなのです。

旧ソ連 KGB 工作員からの警告

ユーリ・ベズメノフは、東ドイツとソ連の2つの共産主義政権下における独裁と虐殺を生き延びた人物です。プロパガンダや嘘は信じさせるためのものではなく、人々を屈辱的な気持ちにさせ、精神的に追い詰め、やる気を削ぐことを目的としています。嘘に加担するたびに（たとえば意味のないマスクを着用するなど）、あなたは魂の一部を放棄しているのです。ベズメノフは次のように述べました。「もし人々や国、社会を支配したいと思われるなら、私が2つの独裁政権下を生き抜いた経験から得た『**独裁者が使う11のルール**』を紹介しましょう」。

独裁者が使う11のルール

第1のルール：常に気をそらし、孤立させる

人々を孤立させることで強いコミュニティを築かせないようにし、ソファの上に留まらせましょう。ソファに座ったままの人々を相手にする方が、「分断して支配する」こと

が簡単になります。彼らの気をそらすために、有名人、ニュース、虚栄心、物質主義、政治、恐怖、憎悪、嫉妬などを活用しましょう。

第2のルール：すべての宗教と歴史を破壊する

精神的な結びつきや文化的遺産をすべて必ず破壊しなさい。精神性（スピリチュアリティ）は独裁者の権力を弱体化させるからです。善悪の概念や正誤の基準を反転させ混乱させなさい。倫理や道徳の代わりに堕落、穢れ、服従を与えなさい。彼らの精神性にとって重要なものはすべて隠すか、嘘をついて隠蔽しなさい。

第3のルール：古き知識の価値を落とす

人々が目の前の一時的なことに夢中になるように仕向けましょう。古代の技術や知恵に関する真実を隠し、ニコラ・テスラのような人物が発見した「フリーエネルギー」の科学を隠蔽します。神や癒しの周波数、植物、自然に関する真実も隠し、これらを調べようとする人をバカにして笑いものにするのです。すべての古き知識や伝統的な価値観を消し去り、古典的なものや伝統を軽蔑の対象としなさい。古いものには価値がなく、新しいものだけが良いと決めつけなさい。何が新しくて良いか決めることができるのは支配者階級だけとします。

第4のルール：有害な食品、薬品、家庭用品を売りつける

製品が健康に害を及ぼし、その副作用を治療しなければならないようにしなさい。自然や魂が持つ癒しの力を否定し、あるいは嘲笑して価値を失わせるのです。特許で巨額の利益を生み出す薬品だけを提供するようにしましょう。独裁者の権力を維持するにはお金が常に流れる必要があるた

め、これは非常に儲かるビジネスモデルとなります。

第５のルール：依存症の活用

アルコール、薬物、砂糖、食品添加物などの依存性物質を
使い、人々を麻痺させ、依存させ続けましょう。依存症は、
大規模支配のための使いやすい道具です。

第６のルール：魂がすり減る仕事を与える

人々が心を消耗させるような仕事に追い込み、両親がフル
タイムで働かざるを得ない状況にしましょう。こうすれば、
人々が社会の仕組みに疑問を持ったり、子どもを育てたり
する時間を奪うことができます。インフレや過剰な課税を
通じて彼らのお金を奪い続け、ごく少数の者だけが現代の
奴隷状態から逃れられるようにします。

第７のルール：家族を弱体化させ、破壊する

幼い頃から子どもを親と引き離し、親に反抗するように仕
向けましょう。子どもは最も操りやすい存在です。『分断
して支配する』を常に実行します。強い家族は、自由で平
和な強い社会を築く基盤となるからです。

第８のルール：学校と洗脳のためのキャンプ

政府が管理する機関に子どもたちを閉じ込め、こちらが信
じて欲しい教義だけを教え込みましょう。好奇心や想像力
の代わりに怠惰や自己中心的な性格を育てます。科学や事
実を排除し、自己満足と自己中心的な欲求こそが最も重要
だと教えます。彼らが高度な教育を受けていると信じ込ま
せながら、実際には役立つスキルや知識を全く教えないよ
うにします。

第９のルール：自立させるのは危険

人々が自分の土地で作物を育てることを困難かつ高額にし、

自立し安心して暮らすのを阻止しましょう。シンプルで自由な生活を価値がなく魅力的でないものとして描くのです。自給自足が可能な人々は独裁者にとって危険な存在となります。

第10のルール：新しい技術

常に新しい技術を受け入れるように促しましょう。スマートフォンやGPS機器、AIなどを、賢く使いこなす道具というよりは、頼るための杖や手段としての使い方を教えます。それらの技術を使えば使うほど、彼らは直感的に物事を理解する能力を失っていくのです。依存はいつも独裁者に有利をもたらします。

第11のルール：最終段階として権力を一元化する

インターネットやAIプラットホーム、SNS、自動運転車、デジタル通貨といった、日常生活に浸透した技術を導入し、必要に応じてそのすべてを停止できる仕組みを作ります。社会的信用スコア[3]を導入し、個人の移動や仕事、消費活動、さらには行動や思考を統制します。

さらに、ユーリ・ベズメノフは、現代社会について10の洞察を述べています

彼はこう言いました：「私はシンプルに伝えます。あなたの心と魂が理解できるように」。

1. あなたは冷たい監獄に生まれました。それは、あなたの国や州のことです。

---

3 社会的信用スコア（社会信用システム）とは、中国政府が構想する全国的な評価システム開発のイニシアティブ。所得やキャリアなど社会的ステータスに関する政府のデータに基づいて全国民をランキング化し、インターネットや現実での行動に対して「ソーシャルクレジット」という偏差値でスコアリングすることだと報じられている。

2. 監獄の滞在費を支払わなければなりません。それを「税金」と呼びます。

3. そのお金が何に使われるかを決める権利はあなたにはありません。

4. そのお金を払うために働かなければなりません。監獄は、あなたに新しいピカピカの製品を買うよう勧めます。それで、自分の囚われた生活が少しは良くなった気がするからです。

5. 監獄を出て自立することは許されません。捕えられて、また支払わされます。

6. ほんの一部の囚人だけが、遠くまで歩いて監獄の壁を見ることができました。

7. 監獄は、囚人たちが刑務所の壁に気づかないように、ニュースと娯楽を提供します。

8. 監獄は、強い家族の絆や兄弟愛を許しません。ただし、監獄を運営しているグループに属している場合を除きます。

9. あなたの住む監獄は、あなたを弱らせ、病気にして、孤立させたいのです。弱い囚人は壁を登れないからです。

10. 最も重要なことですが、監獄の運営はほぼ他の囚人たちによってなされています。**もし十分な数の囚人たちが目覚めれば、監獄は崩壊します。**監獄の壁は嘘で作られています。仲間と再びつながり、壁を見つけ、毎日その壁を登り続けましょう。そして、自分に正直な人間であり続けてください。

最終目的は、私たちが知っている社会と人類を根絶すること

　この『最終目的』を理解すれば、これまで数十年にわたって仕掛けられてきた、「心理的な操作」、「生物学的な改変」、「文化的な刷り込み」、そして「教育を通じた準備」がどのようにおこなわれてきたのか、またそれらが私たちをディストピア的な未来を受け入れるよう誘導するためのものだったことが、より明確に見えてきます。

　知的な存在である私たち人類に、「自らの絶滅」を受け入れさせるには、非常に多くの**身体的・心理的な虐待**が必要です。過去80年に起きたほぼすべての出来事は、このディストピア的な現実を受け入れさせるために計画されたものだったのです。受け入れる、受け入れないにかかわらず、私たちは極度にコントロールされた「マトリックス」の中で生きています。私たちが現実だと思っているものは、細心の注意のもとに計画され、エリートたちの意向に沿ってコントロールされています。そして、その向かう方向とは、私たちが知るものとは完全にかけ離れた世界なのです。

　エリートたちはまず、人々を不安定にし、人間性を奪い、希望を失わせる必要がありました。あらゆる手段を使って、彼らは伝統的な家族や社会を攻撃し、破壊してきました。子どもたちは国家によって思想を植え付けられています。教育から神や精神性（スピリチュアリティ）を排除し、巨大都市での生活を推奨して自然から遠ざけています。

　有害な食べ物、空気、水を広め、リアルな人間関係や交流はSNSによって置き換えられています。意図的に作られた

経済危機、政府の過剰支出、そして過度な課税。終わりのない戦争と大規模な移民問題。ストレス、不安、うつ、薬物、そしてアルコール。──恐怖を常に煽り続け、『**ポリティカル・コレクトネス[4]**』を新しい宗教として押し付けてきているのです。

　人類がどのように影響を受け、善から遠ざけられてきたかを挙げればきりがありません。私たちは、強さや安心感、生きる目的や意味を与えてくれるすべてのことから遠ざけられてきたのです。そうして、道徳心やつながりを失った、弱くて無知で不健康な人々が、次の段階に進むための格好のターゲットとなるのです。

トランスジェンダー運動に踊らされてはいけない！

　彼らは**男らしさ**を攻撃し、それをショービニズム（男尊女卑）と混同させようとしています。弱い男性は悪を見逃し小さな暴君のようになりますが、強い男性は自由を守ろうとするからです。男らしく振る舞うと、心理的にも、文化的にも、生物学的にも攻撃を受けます。スポーツやエンタメ、政治の場では、女性が『女性を装った男性』に取って代わられています。学校では、子どもたちに「性別は自分で選べるものだ」と教えています。

　トランスジェンダー運動は、エリートたちによる策略です。表現の自由や性のあり方、人権とは何の関係もありません。それは、各個人と、この運動にかかわるすべての人々を破壊

4　**ポリティカル・コレクトネス**（political correctness、略称：ポリコレ）とは、社会の特定のグループのメンバーに不快感や不利益を与えないように意図された政策（または対策）などを表す言葉の総称であり、人種、信条、性別、体型などの違いによる偏見や差別を含まない中立的な表現や用語を使用することを指します。

する「明確な目的を持った悪意ある計画」です。私たちの『性別という最も基本的で神聖なアイデンティティ』に疑問を抱かせ、混乱させようとしているのです。

自分が何者かを理解していない（すでに『男性と女性の中間的存在』だと自認してしまっている）人は、『人間と機械の中間的存在』になることも簡単に受け入れてしまうでしょう。性別に関する思想は、ジョージ・オーウェルのディストピア小説『1984年』に出てくる「2 + 2 = 5」と同じです。トランスジェンダー運動は、私たちが「どれほどばかげた嘘」であっても信じてしまうのかどうかを試す最終テストなのです。それは、私たちを自滅へと導きます。しかし、どんな服を着て、自分を何と呼ぼうとも、「2 + 2 = 4」である事実は変わらないのです。外見を変えても、性別が変わることはありません。

この「現実を歪める」プロセスによって、多くの子どもや若者が精神的・身体的なダメージを負っています。私自身、そのような若い患者たちを何人も診てきました。彼らの心理状態は、カルトによる拉致被害者のものと完全に一致しています。状況は悪化の一途をたどっています。これを止めなければなりません。

歴史は繰り返す！　『文明の興亡』の法則から学べること

文化の衰退は、あまりにも広がっていて、日常生活のささいな部分にまで及んでいます。私は、すべてを破壊しようとするその悪の洪水の中の、ほんの一例を挙げたに過ぎません。歴史を振り返ると、このようなパターンが何度も繰り返されていることがわかります。ローマ帝国、大英帝国、エジプト

文明、マヤ文明、ギリシャ文明、ソドム、ゴモラ、バビロン——どの帝国も、光の道から逸れ、闇に引き込まれたときに滅びていきました。

『文明の興亡』や『帝国の循環』という思想は、帝国がどのようにして繁栄し、衰退していくのかを説明してくれています。帝国は、神の加護、強い価値観、そして人々の団結によって発展を遂げます。道徳を重んじて、社会の秩序を保つことで偉大さを手に入れます。こうして豊かさや安定、精神的な成長、文化的な功績が花開く『黄金時代』を迎えます。

しかし、繁栄が長く続くと、次第に道徳が衰え始めます。社会が基本的な価値観や信念から離れ、生きる目的や神への責任感を失うとき、堕落が始まるのです。この道徳的な衰退の中には、性の乱れや性別に対する混乱が含まれ、これが社会の基盤を蝕み、伝統的な家族構造を壊していきます。やがて、社会は神や規律から目を背け、快楽や自分勝手な考えを追い求めるようになります。その結果、社会制度は弱体化し、指導者は無責任になり、社会の分断がさらに広がっていくのです。このサイクルは、文明が世代を超えて続くためには、たくましさ、誠実さ、そして精神性（スピリチュアリティ）がいかに重要であるかを教えてくれています。

エリートたちが恐れる私たちの精神的・霊的な目覚め

私たちが直面している危険についてお伝えしなければならないと強く感じています。人類が勝利するためには、敵を知っておく必要があります。最近起きた出来事によって、多くの人々の心と魂が傷つき、人間性が失われていきました。私

は、これから訪れる嵐を乗り越えるために必要な『強さ』を、皆さんが見つける手助けをしたいと思っています。

　世界規模で『グレートリセット』という計画が進んでおり、それは支配と人口削減を目的としています。彼らは、プロパガンダや薬品、政府の政策、社会の衰退を利用し、家族、男性性、母性、性別、教育、子ども、そして神にまで攻撃を仕掛けています。これらの攻撃が、私たちの生活や社会の根本を引き裂いています。彼らは嘘をつき、破壊し続けます。

目的は、善良で高潔で称賛に値するすべてを破壊すること

　こうした攻撃は、私たちの考える力をも奪い取ります。それは、学校教育から始まっています。学校教育は、独立心や批判的思考、創造力を持たない『従順な羊たち』を生み出すために設計されているのです。

　彼らは、日本で称賛されるような「チームワーク」や「地域のつながり」、「協力」という美しい価値観を利用し、その価値観を歪めていきます。盲目的に他者に従う「レミングの群れの心理」と、あらゆる権威者に対する「無条件の服従」へとねじ曲げていくのです。**彼らは私たちに考えることをやめさせ、ただ従うだけの状態になるよう仕向けています。**「子どもたちのため」「環境のため」と言われれば、人々はどんな嘘でも簡単に飲み込んでしまいます。そして同時に、**私たちをお互いの足を引っ張り合う存在に仕立てています。**「監獄の看守は、実は他の囚人でした」という構図です。中には、隣人にわずかでも自分の正しさを押し付けられるのであれば、一生滑稽なマスクをつけ続けても構わないと考える人たちも出てくるのです。

エリートたちが最も恐れる真のスピリチュアリティと神への信仰

　エリートたちが最も恐れているのは、真の精神性／霊性と揺るぎない神への信仰です。これらを持つ人々は、操り、支配することが難しい存在だからです。だからこそ、彼らは可能な限り神やスピリチュアルな教え、霊的な知恵を排除してきたのです。「宗教は信じることが前提であり、科学は事実に基づいている」と言う人もいるでしょう。しかし、そもそも**生きる上で宗教と科学は対立するものではありません。**むしろ、これらはひとつであるべきであり、ひとつでなければなりません。宗教と科学は同じ根源を持つものです。宇宙の創造者である神様は、究極の科学者でもあるのです。

　少し振り返れば、自分を無神論者だと考える人たちでさえ、実は何かを信じているものです。誰もが何らかの信念や世界観を持っていて、それが自分にとってどのような意味を持つのかを考えています。**これこそが『信仰』であり、どんな呼び方をしようと、私たちの人生はその信仰に基づいて成り立っているのです。**だからどんな学校も、ある意味では「宗教的な学校」と言えます。たとえば、キリスト教を教える学校もあれば、無神論を教える学校もあります。どちらの場合も、「教えられたことが真実であると信じる信仰」を必要としているのですから。

　この本では、AIや５G、デジタル通貨、重金属毒素、ナノテクノロジー、情報、食料供給、そして医療がどのように「武器化」されているのかをお伝えします。また、彼らが人類の本当の歴史を隠し、嘘をつき続けてきたこと、闇の勢力が私たちに対して陰謀を企てていることを明らかにします。

そして、あなたの中に宿る魂が、想像を超えた力を持っていることにも気づいてほしいのです。**あなたは永遠の存在であり、計り知れない可能性を秘めています。**この地球上で過ごすいまの肉体的な状態は、一時的なものに過ぎません。生命と永遠の存在の秘密は、誰もが学ぶことができるものです。神様はあなたの味方です。神様は、あなたが──神様の子であるあなたが──成功することを望んでいます。

　もし、これを信じることがいまのあなたにとって難しいと感じられるなら、ぜひ試してみてください。ひとりになれる貴重な時間を見つけて、ひざまずき、神様に問いかけてみてください。自分に信仰心があまりないと感じていても構いません。かつて勇気ある人がしたようにやってみてください。その人は、神様が本当にいるのか確信が持てない状態でしたが、熱心にこう祈りました。「神様、もしあなたが本当に存在するのなら、そしてあなたが神様であるなら、どうか私にその存在を示してください…」と。

　真実を知る助けを求めてください。私がお伝えしていることが正しいのかどうかを尋ねてみてください。そして、このことについて祈り、瞑想するときは、心と思考を開いてください。心を静かにして、神様からの答えを魂で聞いてみてください。

第2章

人類の起源と
タイムライン

巨人、古代宇宙飛行士、
そして現代の隠蔽工作

私たちは歴史を含むあらゆることについて、計画的に嘘を教えこまれてきました。特に古代の歴史は隠され、偽装されています。この章では、私たちの古代の歴史から、数多くの明白で貴重な真実が意図的に取り除かれてきたことを明らかにすると同時に、なぜその真実が私たちから隠されているのか、その悪意ある理由に気づき始めるきっかけになればと願っています。

　古代の文明には、科学やエネルギー、癒し、神、そして宇宙に関する膨大な知識が存在していたと私は信じています。そして何より重要なのは、**宇宙における私たちの役割と存在意義**です。

　これから「私たちのすぐ目の前に真実が転がっている」ことを示す具体例を挙げていきます。ただし、これら古代の建造物や都市については多くの説が存在することを念頭に置いた上でお読みください。私が重要だと考える説について簡単に触れていきますが、ここでの主な目的は、**私たちが学校で教えられてきたことは嘘である**というシンプルな事実に焦点を当てることにあります。

　これらの『うさぎの穴』が興味深いものであったとしても、この本の中ですべての起源説について詳しく議論する余地はありませんので、その点はご理解ください。

うさぎの穴（rabbit hole）という言葉は、ルイス・キャロルの『不思議の国のアリス』に由来します。物語の中で、アリスはウサギを追いかけて穴に入りますが、その先には奇妙で複雑、ときに意味不明な世界が広がっています。現代では、「うさぎの穴に入る」という表現は、

あるテーマを深掘りしていくうちに次第に複雑化し、隠された情報や意外な事実が明らかになっていく状況を指します。それは、研究や調査に没頭し、しばしば予期せぬ発見に至ることを意味します。

すべての古代文化が巨人の存在について語っている

1886年、鉱山技師のジョン・リードは、パイユート族の伝説を耳にしました。それは赤毛の巨人の種族に関する話で、長期間にわたる激しい戦争の末、ネバダ州のラブロック洞窟付近で先住民に打ち負かされたというものでした。この物語は、ラブロック洞窟に秘められた謎への大きな関心を引き起こしました。そして、1912年と1924年にはカリフォルニア大学によって公式な発掘調査がおこなわれ、１万点以上の人工物が発見されました。そして、その中には赤毛の人間の遺骨も含まれていたのです。

掘削中に発見された２体の骸骨のうち、１体は約８フィート（約244cm）、もう１体は10フィート（約305cm）の大きさがあり、『ラブロックの巨人』として知られるようになりました。さらに、これらの遺骸にはカニバリズム（人肉食）の痕跡も見られたのです。

巨人に関する伝説は、あらゆる文化に存在しています。このテーマは、そもそも誰にとってもそれほど受け入れがたいものではないはずです。現代でも「巨人」と呼ばれるような人々を見聞きすることがあるでしょう。もちろん、現代の例はたいてい遺伝的な異常によるものですが、それでも過去に

巨人が存在した可能性を証明するものです。

　私自身、プロバスケットボール選手たちと仕事をした経験があり、現代の「巨人」と直接かかわる機会がありました。ラブロックの巨人の頭蓋骨を実際に見たこともあります。パーマー大学に在籍していた頃、その資料館でアルバイトをしていたのですが、そこには、「異常な骨格」の世界最大のコレクションが保管されていました。3,000点を超える珍しい標本がありますが、お察しの通りその中には**巨人の骨格も含まれているのです**。

　巨人の遺骸は、アメリカや世界中で何百体も発見されています。過去200年間にわたり、多くの歴史的な新聞記事や書籍がこれらの骸骨について記録しています。私の先祖のひとりは、アメリカ・イリノイ州グリッグスビル付近で巨人の骸骨を発見する手助けをしました。彼は日記にこう書き残しています。「大腿骨を手にしたが、それは**あごの下から指先まで届くほどの長さだった**」。

　人間の身長は、大腿骨の長さから正確に推定できます。それによれば、この骨格の主の身長は、約11フィート（約335センチ）だったことになります。では、なぜこのような驚くべき発見が、博物館で展示されることもなく、授業で教えられることもなく、歴史の教科書にも記載されないのでしょうか？——それは、何らかの理由で古代の巨人の存在が隠蔽されているからに他なりません。

> 「そのころ、地上には巨人がいた。またその後に、神の子たちが人の娘たちのところに来て、子どもを生ませたときにも巨人がいた。その子どもたちは古き力ある者で

あり、名高い勇者たちであった」―聖書『創世記』6－4

　すべての古代文化が巨人について言及しています。インドのヴェーダ文献には「サティヤ・ユガ（Satya Yuga）」、または「黄金時代」と呼ばれる時代が記されていますが、その時代の人類は完全な調和の中で生きていて、この頃の人間は巨人であったと信じられています。

　旧約聖書の『創世記』には、「ネフィリム（Nephilim）」と呼ばれる存在が登場しますが、一説によれば、「神の子たち」とは巨人の堕天使のことであり、人間の女性を誘惑して子どもを産ませ、その子どもがネフィリムであったとされています。現代の遺伝学者でさえ、**人間のDNAが「操作された」可能性**を示唆しているのです。これら古代の文献は、古代における遺伝子工学の物語を伝えてくれているのかもしれません。

　1947年に発見された『死海文書』には、巨人に関するたくさんの記述がみられ、その中には「**巨人の書**（The Book of Giants）」と呼ばれるものまであります。また、『エノク書』でも巨人について詳しく語られています。ネフィリムは、大洪水以前の古代に存在した人々であったとされ、古代インドの文献にも同じようなことが書かれています。

　旧約聖書の『サムエル記』には、歴史上最も有名な巨人のひとり、**ゴリアテ**（Goliath）が登場します。ゴリアテはイスラエル人に一騎打ちを挑んだペリシテ人の戦士です。少年ダビデは、神への信仰と投石だけを武器に、この巨人を倒しました。ゴリアテの身長は9フィートから11フィート（約

274cm〜335cm）と言われています。彼は、ネフィリムの末
裔である**アナク人**の子孫だったのです。

巨人に関する記述は古代にまでさかのぼる

　そして、歴史上の巨人についての記述は、さらに古代にま
でさかのぼります。古代シュメール人の中には、**アナク人**に
相当する存在がいました。『アヌンナキ』と呼ばれる巨人の
神々の種族です。古代シュメールやバビロニアの文献の解釈
によると、アヌンナキは地球外からやってきた種族だったと
言われています。シュメールの石板には、アヌンナキは地球
に資源、特に水と金を求めてやってきたと記されています。

　彼らの奴隷が反乱を起こした際、アヌンナキは新たな労働
力を必要とし、地球の住人に対して遺伝子実験をおこないま
した。禁じられていたにもかかわらず、一部のアヌンナキは
人間と交配し、その子孫は**ネフィリム**として知られるように
なります。この新しい種は『**アダム**』、つまり「最初の人間
（Adamu）」と名付けられ、ヘブライ語では「アダムの子孫」
と訳されました。大柄な人間が、アヌンナキのために働く労
働力として作り出されたのです。

「働く」という意味のヘブライ語「avad」は、「崇拝する」
とも訳されます。そのため、人間は自分たちよりも大きな存
在であるアヌンナキを崇拝していたと考えられます。この時
代には**アヌンナキ、ネフィリム、そして当時の通常サイズの
人間**という３つの異なるサイズの存在が共存していたとされ
ているのです。

　シュメールの石板には、「地球全体を襲った大洪水による
壊滅的な出来事」についても記されています。アヌンナキの

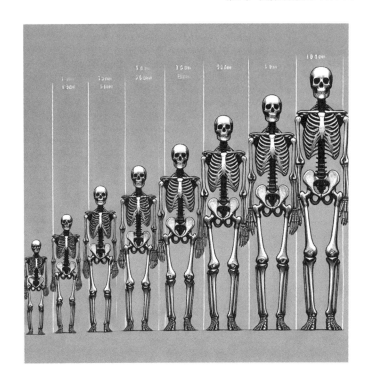

10％は空飛ぶ船に乗って、災害を逃れて地球を去り、生き残った地球の人間たちに文明の再建を託しました。この創造神話は、世界中のさまざまな文化で見られる洪水伝説と酷似しています。現代の研究でも大洪水の証拠が支持されており、これらの古代の物語に信憑性を与えています。

スミソニアン協会による隠蔽

アメリカ各地で、巨大な骨格や珍しい遺物に関する記録が数多く残されています。オハイオ州のサーペント・マウンド

地域では、1872年に、身長が8フィート（約244cm）を超え、二重の歯列を持つ3体の骨格が発見されたと報告されました。同じ地域では、人類学者のフレデリック・ウォード・プトナムが、身長7フィート（約213cm）を超える骨格や、特に分厚い頭蓋骨を持つ遺骨を掘り出しました。さらに、オハイオ州マイアミズバーグでも、8フィートの骨格が見つかっています。しかし、これらの発見の多くは、スミソニアン協会が引き取った後、**説明もなく姿を消してしまう**ことが多いのです。

スミソニアン協会は、巨人に関する証拠を隠蔽しているとの非難をたびたび受けてきました。同協会に送られた骨格や遺物が行方不明になるケースが繰り返し報告されているのです。たとえば、アラバマ州のクランプ洞窟で発見された木製の棺がスミソニアン協会に送られましたが、数年後に研究者たちが問い合わせたときには所在が確認できなくなっていました。こうした事例は、**従来の歴史的な見解と矛盾する発見を意図的に隠そうとしている**という疑いを後押しする結果となっています。

また、「**古代に地球規模の文化的交流があった**」ことを示唆する、**さらなる議論を招くような発見**もありました。たとえば、メキシコの『アカンバロ遺物』という考古学的発見では、6500年前のものとされる陶器の人形に恐竜と人間が一緒に描かれ、さまざまな民族のグループも表現されています。これらの遺物は、従来の歴史の時間軸とは矛盾するものであり、研究者たちによって本物であることが確認されたにもかかわらず、スミソニアン協会は**偽物**として却下したのです。

それどころか、これらの遺物を調査しようとする試みは、

たびたび妨害されてきました。記録が謎のまま消失したり、遺物が手の届かない保管場所に隠されたりすることがよくあるのです。スミソニアン協会がこれらを偽物だとみなしているなら、なぜここまで秘密にする必要があるのでしょうか？それは、これらが**本物であり、何か重要な事実を隠している**からに違いありません。

　スミソニアン協会がこうした発見を隠蔽する役割を担い始めたのは、19世紀後半になってからです。当時の責任者ジョン・ウェスレー・パウエルの指揮のもと、スミソニアンは当初「拡散主義」を支持していました。拡散主義とは、異なる文化が互いに影響を与え合い、つながっているとする考え方です。

　しかし、パウエルの後任を務めたサイラス・トーマスは「孤立主義」を提唱しました。孤立主義とは、文明が他の文化とほとんど接触しないまま独自に発展したとする考え方です。**この方針転換によって、考古学的証拠の解釈の方法が大きく変わり、孤立主義に反する発見が無視されたり、隠されたりするようになったのです。**

　その特筆すべき例のひとつに、オクラホマ州のスパイラルマウンドがあります。1930年代の発掘調査で、全身に鎧をまとい、何千もの真珠や遺物に囲まれて埋葬された身長7フィート（約213cm）の男性が発見されました。ところが、これらの遺骸は処分され、貴重な遺品は盗まれてしまったのです。その後、埋葬室はダイナマイトで破壊されました。スミソニアン協会によるこのような卑劣な行為によって、彼らの見解の誤りを証明する証拠が抹消されてしまった出来事でした。

これまでの常識を覆す新たな発見が続いている

「アカンバロ遺物」やそれに類する発見は、主流科学と代替理論との間に存在する緊張関係を浮き彫りにしています。これらの遺物は、実験室での分析により紀元前4500年以上前のものとされたにもかかわらず、**当局はそれを捏造だと決めつけました。**──え？　それが捏造なら「**4500年前の捏造品」だとでも言いたいのでしょうか？**

　研究者ジョン・ティアニーは、スミソニアンに関連する記録を調査しようと法的な情報公開請求をおこないましたが、**関連ファイルが行方不明になっている**ことだけが判明しました。彼の著書『アカンバロ：考古学における驚くべきスキャンダル』には、こうした発見を抑え込むための「偽情報キャンペーン」のことが詳しく書かれています。

　巨人や古代の高度文明をめぐる議論は、主流メディアで検閲されるにまで至っています。たとえば、グラハム・ハンコックが手掛けたNetflixのドキュメンタリーシリーズ『Ancient Apocalypse（太古からの啓示)』では、大洪水以前の高度文明に関する理論を探究しています。

　このシリーズは人気を博しましたが、ガーディアン誌などのメディアから「危険な番組」としてレッテルを貼られるなど、厳しい批判にもさらされました。こうした批判、軽視、攻撃、そして検閲のパターンは、代替的な見解を抑圧するために使われるお決まりの手法です。そして、このような検閲がおこなわれるのは、往々にしてそれが**真実に近い発見**であるときに限られるようです。

　ところで日本各地にも**巨人**にまつわるさまざまな伝説があります。巨大な骨が謎の塚や山の下に埋まっているという話

や、超自然的な生き物や神々が守護しているという物語です。こうした物語の中には、巨人が聖なる埋葬地と結びついているものもあり、その骨は**偉大な力**や**特別な意味**を持つと信じられています。

大仙陵古墳（仁徳天皇陵）を含む大きな埋葬塚についてよく語られる神話のひとつは、それが巨人や神々によって建造されたというものです。巨大な墓を作るには並外れた力と労力が必要とされ、それが超自然的な巨人や神々の力によるものだと考えられたのでしょう。このような神話的な物語は、多くの古代文化に共通して見られ、巨大な建造物は普通の人間の能力を超えていると見なされることがよくあります。

最近のトルコの**ギョベクリ・テペ**のような遺跡の発見は、従来の文明の時間軸を何千年も覆すことになりました。同様に、古代都市**ボンジュクル・タルラ**では、文字が存在しなかった時代に、農業、都市計画、宗教施設が存在していた痕跡が見つかっています。この時代はかつて**石器時代**とされていましたが、これらの発見によって、当時の文明がこれまで信じられていたよりもはるかに複雑であったことが示されたのです。

巨人、古代の高度文明、地球規模の文化交流といったテーマは、依然として論争を巻き起こすトピックですが、これらの理論を裏付ける証拠が次々と明らかになっています。その一方で、スミソニアン協会のような機関や主流メディアは、こうした発見に反して従来の歴史観を支持し続ける傾向にあります。新たな発見が続く中、**人類の隠された過去を解明するためには、柔軟な思考と自由な議論が不可欠**だということを心に留めておいてください。

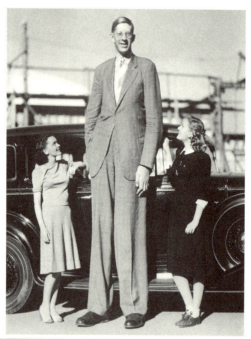

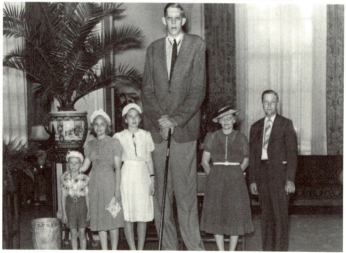

ノアの方舟：古代物語に与えたその影響

　聖書に記されたノアの方舟の物語は、人類が高次の存在とどのようにかかわってきたかを記した基盤となる記述のひとつです。この物語では、神が人間の間で蔓延する腐敗、戦争、悪行を目にし、大洪水によって地上を清めることを決意します。聖書の本文を注意深く読むと、この「悪行」の一部が、**ネフィリムによる「遺伝子操作」を指している**ことがわかります。それでもなお、神はその裁きの中で、ノアという「祝福に値する者」を見出します。彼はその時代の人々の中で非の打ちどころのない人物だったうえに、ノアの血統はアダムにいたるまで純血で、そのDNAが汚されていなかったのです。神はノアに特定の寸法の方舟を建てるよう命じ、家族とあらゆる生き物のつがいを乗せて、地球上の生命を保護するよう指示しました。

　ノアの偉大な曾祖父である**エノク**は、神と共に歩んだ人物で、都市全体が彼の正しい生き方に従いました。その都市は輝かしく高度な技術で栄えました。エノクの人々は完璧な調和と信仰をもって生活していたため、神はその都市全体を堕落した地球から引き上げ救ったとされています。地上から消えたエノクの都市は、その後数々の伝説を残しました。

　宗教的な記録や伝承によると、エノクの都市は大洪水の前に一度地球に戻り、邪悪な**ウォッチャー**の90％を倒したと伝えられています。そしてエノクの都市は、い

つか再び地球に帰還し、「反キリスト」とされるウォッチャーを倒す使命を果たすと言われています。また、そのタイミングはイエス・キリストの再臨の時期と一致することも予言されています。

エノクの都市は空飛ぶ都市であり、高度なエネルギー兵器を備えていたとされていますが、興味深いことに、世界中の古文書の中にも同じような記述があるのです。例えばインドの古代文献には、大規模な戦闘、空を飛ぶ都市、そしてエネルギー兵器について詳細に記されています。

洪水が進む中、水は最も高い山々にまで達し、方舟の中で守られていた8人以外のすべての文明は壊滅しました。しばらく水上で過ごした後、ノアは鳩を放ちます。鳩はオリーブの枝をくわえて戻り、乾いた土地の存在を示しました。最終的に、方舟は『アララト山脈』にたどり着き、方舟から降りたノアは主のために祭壇を築きます。ノアの捧げ物を受けて、神は再び洪水で地上を滅ぼすことはないと約束し、その象徴として虹を与えました。

余談ですが、漢字「船」についてお話ししましょう。この字は、舟（ボート）に八（8）と口（人の口）を組み合わせた形をしています。私は漢字の専門家ではありませんが、もうひとつ興味深い漢字に「義」があります。この字には羊（ひつじ）、手（人の手）、戈（ほこ）が含まれています。ノアが築いた祭壇では、ヘブライの伝統に従い**純粋な羊**を捧げました。この犠牲は、後に人類を

救うために**キリストが捧げられる**ことを象徴しています。そのため、イエス・キリストは「**神の子羊**」と呼ばれたのです。

　この壮大な物語は、聖書の歴史における重要な転換点を象徴すると同時に、古代文明の記憶にその反響を残しています。神の裁き、人間の弱さ、罪の贖い、新たな始まりへの希望といったテーマは普遍的なものです。それゆえに、聖書の記述に続く後の文化の中にも同様のストーリーがたびたび出現するのは自然なことです。その一例が、古代メソポタミアの物語『ギルガメシュ叙事詩』にも見られます。

　この物語の英雄でありウルクの王であるギルガメシュは、親友エンキドゥの死をきっかけに「死への恐怖」に直面します。彼は永遠の命を求め、神から不死を授けられたウトナピシュティムを訪ねます。そこで、ウトナピシュティムは、「神が人類を滅ぼすために引き起こした大洪水の話」をギルガメシュに語るのです。

　神の警告を受けて、かつてのウトナピシュティムは、自分と家族、そしてあらゆる生物の種を守るために巨大な船を建造しました。洪水が収まり、鳥を放って乾いた大地を探した後、彼の船は「アララト山」と呼ばれる山にたどり着きます。**この物語の要素は、聖書に記されたノアの物語と驚くほど一致しています**

　ウトナピシュティムの物語とノアの物語の驚くべき類似は、『ギルガメシュ叙事詩』がそれより古い「聖書の物語を再構成した」ものであることを示唆しています。古代近東の文化が互いに交流する中で、物語や伝承が共有され、再解釈され

ることはよくありました。ノアの物語が持つ深い影響力は、その後の社会や文学作品にテーマとして組み込まれていったのです。

考古学的発見が示す聖書の洪水物語の真実性

考古学的な発見によって、聖書の洪水物語が広く伝播していたことが裏付けられています。メソポタミアの文献から発見された『シュメールの洪水の石板』には、ノアの物語と非常によく似た洪水の話が記されています。これらの発見は、口伝えの中で物語の細部がわずかに変化したものの、本質的な部分は聖書の記録に由来していることを示しています。

古代の地図や地理的な資料もまた、洪水物語の重要性と現実世界との関連性を示しています。バビロニアやアッシリアの地図には、ノアの方舟が漂着したとされるアララトの地が描かれていますし、シッパルの古代地図では、アララト山が聖地として強調されていることからも、聖書の物語の影響の大きさがうかがい知れます。**トルコ東部のアララト山**には、歴史を通じて、聖書や他の文献の記述に導かれた多くの探検家や学者たちが、方舟の痕跡を探し求めてやってきました。

そして、古代の地図に描かれていたこの場所の発掘調査により、**聖書の記述そのままの寸法と特徴を持つ巨大な木造船が確認されたのです。**また、付近では、「アンカーストーン」または「ドローグストーン」と呼ばれる大きな石が複数見つかりました。特にその巨大なサイズと、上部に刻まれた穴が特徴的で、この穴を使って石を巨大な船に吊り下げ、荒波の中で船体を安定させる役割を果たしていたと考えられています。

近隣では13個もの巨石が発見されており、その数と大きさから、**この船が並外れた大きさであった**ことが想像できます。さらに、現代の地質学的および考古学的調査により、聖書の舞台とされる地域で**大規模な洪水の痕跡が確認された**ことも、**洪水物語が単なる神話ではなく、歴史的事実であった可能性を高めている**のです。

時代を超えて語り継がれるノアの方舟と大洪水の伝説は、人類の歴史と文化に強い衝撃を与えました。道徳、従順、神の裁き、そして再生への希望といったこの物語が持つ普遍的なテーマは、人間の魂に深く訴えかけるものです。ノアの方舟の物語は、人類史における重要な出来事として、数えきれないほどの世代に影響を与え、インスピレーションを与え続けているのです。

ウォッチャー神話：古代宇宙飛行士と人類誕生の物語

「死海文書」では、記録が残る以前の歴史が語られています。地球がまだ創世の過程にあった頃、『**ウォッチャーたち**』はこの自然の神秘を見つめるためにやって来ました。神が創造した無数の世界の中で、地球は「すべての創造の鍵」として際立っていました。ここは、**すべての世界の運命を決める『最終決戦の舞台』**なのです。神の子どもたちの中でもっとも勇敢で優れた者たちだけが、ここで起こる試練に立ち向かうことができるのです。他の惑星は、この「自由をかけた戦い」をただ静かに見守る観客でしかありません。

私たちの戦いとは何なのでしょうか？――地球が創造される前、天の法廷では大きな対立が生まれました。神のすべて

の子どもたちに対し、2つの計画が提案されたのです。

　ひとつ目は、「神の長子（キリスト）」によるもので、**人々には自分の行動や成長を「選択する自由意志」が与えられる**というもの。ふたつ目は、「暁の子（ルシファー）」によるもので、**すべての人々を強制的に従わせて救い、すべての栄光を自分のものにしようとする**ものでした。この2つの計画を巡って天界では戦争が始まり、そこにいた霊的存在の3分の1が地球の目に見えない領域へと追放されました。

　反乱を起こした霊たちとその指導者であるルシファーは「堕天使」となり、ルシファー自身は「悪魔」となりました。**彼らは私たちとは違って、天界で起こったことすべてを完全に記憶しています。**その戦いは、いまもこの地球上で続いていて、「自由意志（自分の道を選ぶという生まれ持った権利）」を巡る戦争が、絶えず繰り広げられているのです。敵はあなたを失敗させるためならどんな手でも使います。

　無数の世界の運命がこの地球での戦いの結果にかかっている一方、これらの他の惑星には悪魔の嘘や悪が存在しません。ルシファーとその追随者たちはこの地球にのみ存在しているのです。他の世界は平和で善に満ちています。そのため、彼らは私たちの「堕落した争いの世界」をはるかに超えて進化し、星々を旅する技術を持つまでに発展しています。そして彼らは、自分たちとも運命が絡み合う地球に対し、大きな好奇心を抱いています。

　まるで2つの大国が生き残りをかけた戦いで、犠牲を最小限に抑えようと代表者を選んで闘わせたかのように、**私たちもこの地で、他の者たちのために戦っているのです。**いつかあなたの過去の記憶が戻ったとき、「代表者としてここで戦

第2章　人類の起源とタイムライン

うチャンスをください」と自ら神様に懇願したことを思い出すかもしれません。

　いまのあなたが、あなた自身をどう思っていようとも、**あなたの中には想像を超えるほど壮大で輝かしい魂が宿っています**。もしあなたが自分の「真の姿」や、すでに手にしている知識や力のレベルを知ることができたなら、きっと驚くでしょう！　あなたは選ばれし、気高く偉大な者たちのひとりなのです！

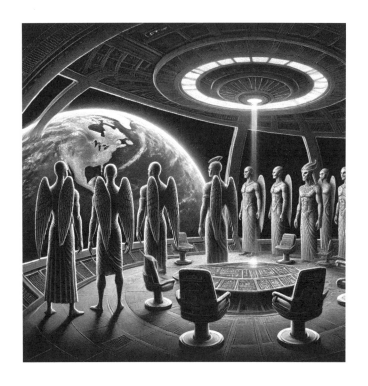

ウォッチャー：見守る者たち

ウォッチャーはひとつの集団ではなく、「多様な複数のグループ」から成り立っています。彼らは皆、好奇心に満ちていて、善良で慈悲深い者もいれば、いたずら好きな者たちもいます。天界と地上の境界がまだ明確に定まっていなかった時代、ウォッチャーとして知られる存在たちがいました。彼らの中には、「創造の過程を見守る役割」を与えられた者たちもいましたが、禁じられた領域に介入しようとする者たちもいました。

古代の『エノク書』によると、ウォッチャーは200人いて、それぞれが「神聖な知識と力」を授かっていたとされています。地球が繁栄するにつれ、彼らの好奇心はますます大きくなっていきました。豊かな大地、次々と誕生する生命、そして世界の原始的な美しさが、彼らを惹きつけました。

この原初の時代に、ウォッチャーたちが地球へ降臨することを選んだと推測する者もいます。一部の巨大な石造建造物は、人類が地球に現れる前に彼らによって建設されたと信じられているのです。たとえば、<u>オリオンのタイムスタンプ</u>[5]が示すピラミッドやテオティワカンの建設時期がその証拠とされています。このウォッチャーたちの到来を、宇宙の他の存在が見過ごすことはありませんでした。

やがて人類が現れたとき（塵から形作られ、命の息吹を吹き込まれたとき）、ウォッチャーたちはこの新たな存在に強く惹きつけられました。人類は「高次の存在の姿」を映しつ

5　オリオンのタイムスタンプ（Orion timestamp）とは、オリオン座と古代建造物との関連性を示し、それが建造時期や宇宙的なつながりを示唆するという概念です。たとえば、ピラミッドや遺跡の建造位置や角度が、オリオン座の三ツ星（ベルト部分）に一致するよう設計されているという説があります。

つも、「魅力的な脆さ」を持っていたからです。ウォッチャーたちは物質世界に夢中になり、その要素とかかわり始めました。彼らは高度な知識を人類に分け与えましたが、その知識の広がりは意図しない結果を招くことになったのです。

　天の掟に背き、ウォッチャーたちは人間の女性を伴侶としました。そして、この交わりによってネフィリムと呼ばれるハイブリッド種族が生まれました。彼らは「巨人」であり、英雄でもあり、その力は偉大であると同時に、一部は極めて邪悪でもありました。ネフィリムは地球全体に広がり、そのおこないは「伝説」や「悪夢」の題材となっていきます。彼らは戦争、魔術、そして「禁じられた技術」を人類に伝え、文明の発展を加速させましたが、同時に「混沌と破壊の種」を蒔くことになりました。数多くの古代都市が壊滅し、高度な武器によって溶解させられた跡がその証拠として残されています。

　この物語は、古代シュメールの『アヌンナキ伝説』とも驚くほど似通っています。アヌンナキは天から地球に降り立った神々で、人類が大地を歩く以前の時代に地球にやってきたと言われています。都市の創設、文化の確立、そして高度な知識の伝授に貢献したとされ、多くの学者や理論家が、ウォッチャーとアヌンナキは同一の存在であると主張しています。異なる文化で解釈された、同じ存在──つまり、初期の地球とかかわった「天上の存在」──だというのです。

　この壮大な物語にさらに別の視点を加えるのが、ウォッチャーやアヌンナキが『古代宇宙飛行士』であったという現代における仮説です。この仮説の支持者たちは、古代に地球を訪れた「地球外生命体」が、人類の文化や技術の発展に影響

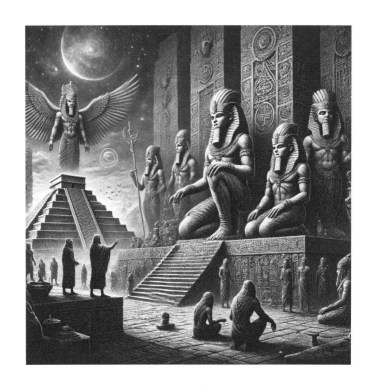

を与えたと主張しています。地球上のいたる所で、これら「古代宇宙飛行士」の姿が石の彫刻や古代の遺物に刻まれています。創造の時代――人類が誕生する以前――、彼らの到来は、人類の文明誕生の「ゆりかご」として地球環境を整える役割を果たした可能性も考えられるのです。

ウォッチャー神話が私たちに投げかける問いかけ

　聖書の時間軸に「ウォッチャー」を置いてみると、興味深い憶測が生まれます。伝統的な解釈では、彼らが降臨したのは人類が地球上を満たした後、大洪水（ネフィリムがもたら

した堕落を浄化するための大惨事）の前とされています。しかし、もしウォッチャーの到来が、それ以前の創造の時代であったと仮定するなら、彼らが**初期文明の形成そのものに影響を与えた**という新たな物語の扉が開かれるのです。

　初期の地球が、「白紙のキャンバス」だったと想像してください。原初の要素が「混沌」の中で渦巻く中、宇宙から降り立ったウォッチャーたちは、命の舞台が整うのを見守っていました。彼らの高度な知識は、生態系を形作り、生物の多様性をもたらし、地球環境の整備に役立ったかもしれません。しかし、同時に正反対の力を使って、「いたずら好きなウォッチャーたち」は、技術や武器、そして戦争をもたらし、そのバランスを崩したのです。

　神が人間を創造すると、ウォッチャーたちの興味はさらに深まり、**人間社会に直接介入する**という**運命的な決断をくだします**。この「天の掟に背く行為」が、歴史を変える一連の出来事を引き起こしました。天上の存在と人間の血が混ざり合うことで生まれた**ネフィリム**が、創造のバランスを崩し、腐敗と暴力を広めたことで、世界は混乱に満ちた場所となり、調和を取り戻すための大洪水が必要とされるに至ったのです。

　ウォッチャーの物語は、**神聖な存在と人間、見えるものと見えないものの交わり**を示す深淵な寓話（ぐうわ）です。それは、知識の起源、宇宙の境界線を超えたことによる結果、そして私たちの初期の世界を形作ったかもしれない謎めいた力について、永遠の問いを投げかけます。彼らが堕天使なのか、アヌンナキのような古代の神々なのか、あるいは宇宙からの訪問者なのか──**ウォッチャーは、星々の存在に対する人類の普遍的な興味を象徴している**のです。

彼らの物語は、「天と地の架け橋」を築こうとしたウォッチャーたちが、結果として創造の秩序を乱してしまったという「理想と傲慢さの間の微妙なバランス」に対する教訓です。彼らの残した遺産は、さまざまな文化の神話や伝説に刻まれ、いまも私たちの想像力をかきたてています。そして、その物語は、過去の謎に思いを馳せ、私たちの世界の初めの章が、現代の私たちの理解を超えた「未知なる存在」と共に紡がれた可能性を考えさせてくれるのです。

　要するに、ウォッチャーの物語とは、単に地球へ降り立った天上の存在の話ではないのです。それは、私たち人類が宇宙における自らの役割と存在意義を理解しようとする永遠の探求の物語でもあるのです。星々を見上げ、「誰がそこから私たちを見守っているのか」、「この壮大な物語の中でどのような役割を果たしているのか」を考えるよう、私たちに促してくれているのです。

　アーサー・C・クラークはこう言いました。
「２つの可能性がある。宇宙に我々だけが存在するか、そうでないかだ。そのどちらも等しく恐ろしい」。

現代の UFO 現象：政府による情報公開の流れ

　2024年11月のアメリカ大統領選挙の数日前、トランプはJFK暗殺や UFO 関連の機密文書を見たことがあるかと質問され、それを事実だと認めました。知っている内容を完全に明かすことはしませんでしたが、こう言ったのです。

「そのときが来た。人類が真実を知るときだ」

　彼は、多くの信頼できる軍関係者と話をし、UFO が実在し、軍があらゆる側面で UFO についての詳細な知識を持っていることを告げられたと明かしました。

　これについて語ったアメリカ大統領は、トランプだけではありません。ロナルド・レーガン、ジミー・カーター、ドワイト・アイゼンハワーもみな、実際に直接 UFO を目撃しており、このことについて公に言及していました。レーガンは、「地球外生命体（ET）の侵略に備えなければならない」と公の場で提言した最初の大統領です。また、トランプは以前、「宇宙軍」と呼ばれる新たな軍の部門を創設しています。

　こうした公の発言が、「偽の攻撃を信じ込ませるための準備」だと言う人々もいるかもしれません。確かに、その可能性も否定できません。しかし、私は真実が「その中間」にあるのではないかと思っています。

　私にとって明らかなこと。それは、私たちは孤独ではないということです。この惑星には何千年にもわたって、訪問者がやってきています。そして政府は、それについて私たちが知る以上の多くのことを把握しています。それらの秘密は厳重に守られていますが、いまではその秘密を守り続けることに耐えられない人々が増えてきています。証拠のひとしずくが、いまや「事実の洪水」へと変わりつつあるのです。隠された知識の全容が公に知られるとき、世界の権力構造は根底から覆されるでしょう。

　いまこそ、私たちは真実を知るべきときです。それがどのようなものであったとしても

　──もう秘密はたくさんだ！

第3章

彼らはなぜ
本当の歴史を
隠すのか？

隠蔽され続けてきた
世界の歴史

長い歴史の中で、人類は現代の私たちの能力を超えた知識や力が存在していることをほのめかす遺物や建造物、そして謎に出会ってきました。巨大な石造建築物から古代の書物まで、過去の文明が高度な知識を持っていたことを示す証拠が存在しています。また、すべての古代文書や宗教的な書物が、このような古代の謎について語り、その物語は、宗教書に登場する神聖な力や存在と深くかかわっています。

　聖書だけではありません。エノク書やエメラルド・タブレット、インドのヴェーダ文書といった古代の資料の中に、**私たちがようやく理解し始めたばかりの技術やエネルギー、兵器、そして存在のことが記されているのです。**──では、真実とは何なのでしょうか？

　これらの驚くべき遺跡の発見が、学者や考古学者たちによって「重要ではない」、「たいしたものではない」と軽く片付けられています。「これはただの墓だ」、「異教徒の祭壇にすぎない」と言うのです。しかし、これらの建造物を少しでも調べれば、**公式の説明が間違っていることはすぐ明らかになります。**それどころか、その嘘があまりにも不自然で馬鹿らしく、意図的に捏造しているとしか思えないのです。

　私たちは、エリートたちが古代の技術について嘘をついていることを目の当たりにしています。残念なことに、考古学者や科学者を含め、正統派の説を疑う者はすぐに嘲笑され、侮辱され、学術の世界から締め出されてしまいます。真実を少しでも匂わせれば、激しい怒りを買うことになるのです。しかし、本物の科学であれば、決して公正な検証を避けたりしないはずです。

　反対意見に対する反発がここまで強いということは、これ

が単なるプライドの問題ではないということを表しています。一部の教授たちが、自分たちの理論や一般論を守ろうとしているだけではないのです。エリートたちが真実の調査や科学に対してこれほどまでに抵抗するその様は、まさに陰謀そのものです。それを隠すために、膨大な時間、エネルギー、資金が費やされているのは、何か非常に大きく、極めて重要なことがあるからに違いありません。だからこそ、私たちはもっと深く調べる必要があるのです。

世界中に、現代の技術、物理学、材料科学を超える高度な建築技術が使われたメガリス（巨大建造物）が存在します。それぞれの遺跡ひとつをとっても驚くべきものですが、さらに信じがたいことに、これらは何らかの形で相互に関連し合っているのです。

世界規模での移動が「不可能だった」とされる時代に、これらの古代文明は明らかにつながっていました。以下に、人類の歴史や古代技術に関する「常識を揺るがす高度な技術」の存在を示す、代表的な遺跡の例をいくつかあげていきます。

エジプトのギザの大ピラミッド

最も有名な遺跡から始めましょう。ピラミッドの建設は、エジプト文明が誕生するずっと前に完成していました。**ピラミッドは「墓」だとされてきましたが、そうではありません。これまで一度も埋葬物が見つかったことはありません。「一度も」です。**これらは「大洪水以前」に作られたものであり、オリオン座の星の配置と正確に一致することから、13000年

以上前の建築物だと考えられています。

　ピラミッドの石には、重さ80トンに及ぶものもあり、長い距離を運ばれ、ミリ単位の精度で配置されています。真北への正確な配置や内部構造は、当時の建設者たちが現代を遥かにしのぐ高度な数学、工学、天文学、地理学の知識を持っていたことを証明しています。

　石の大きさだけをみても、原始的な道具で動かしたという説明は不自然です。それに加え、石の切断や組み立ての精度は、現代技術をすべて使っても再現することは不可能です。私たちには、そのような建造物を「真似る」ことすらできないのです。

驚愕の事実と謎の配置

　1. 天文学に基づく古代のタイムスタンプ（時刻印）

　　　この建造物の配置は、地球の方位（東西南北）と驚くほど正確に一致しています。さらに北東―南西の軸は、紀元前13500年当時の「オリオン座の三ツ星の配置」と一致しているのです。

　2. 世界中のピラミッドとの連動

　　　ギザの大ピラミッドの配置は天文学的に正確であるだけでなく、世界各地のピラミッドとも不思議な関連性が見られます。たとえば、ギザのピラミッドから太陽の光が消える瞬間に、また別の重要なピラミッドであるメキシコのテオティワカンに最初の光が差し込むのです。これは、**意図的な地球規模での同期とエネルギー網としての機能が存在した可能性**を示唆しています。さらに、テオティワカンの基礎部分のサイズはギ

ザとミリ単位で一致し、その高さも正確にギザの半分
です。これが単なる偶然だとは到底思えません。

3．地球の大きさと比例する驚異の設計

　　ピラミッドの寸法を縮尺してみると、地球のサイズ
と比例していることがわかります。その基礎部分の円
周は、地球の赤道円周を１：43,200の比率で正確に反
映していて、古代の人々が地球の大きさと形状につい
て詳細な知識を持っていたことを表しています。これ
も当時の技術では不可能だったとされています。

4．謎に包まれた頂石の組成

　　一部のオリジナルの頂石（ピラミッドの頂点に置
かれた石）はいまも現存していますが、その材料は隕
鉄や地球外の物質で構成されています。これらが**導電
性**や**エネルギーの集束**のために使用された可能性があ
ります。

5．大洪水以前の時代の建造

　　地質学的な調査によれば、スフィンクスの囲い部分
やピラミッドの基礎部分には水による浸食の痕跡が見
られます。これらは突発的で壊滅的な洪水にさらされ
たことを示しており、大洪水以前の時代の条件と一致
しています。

大ピラミッドはエネルギー発電施設だった

　ニコラ・テスラは、**地球内部のエネルギーを活用し、その
力を世界中に無線で送る技術**を発見しました。彼は、その技
術が古代のピラミッド建設者たちが用いたものと同じだと語

っています。私たちは、ギザの大ピラミッドが王の墓であると教えられてきましたが、そうではありませんでした。まったく別の目的を持つものだったのです。テスラが無線電力を発明したわけではありません。その技術は数千年も前から存在していたのです。

　ギザの大ピラミッドは、「エネルギーを生成し、送信する施設」として機能していました。その内部構造、特に『グランド・ギャラリー（大回廊）』は、エネルギーを増幅し送信する役割を果たしていました。建材の選定においても、圧電特性を持つ結晶質のローズ・グラナイトが使用されていることから、「地球の持つ自然な周波数やピラミッドの下を流れる水路からエネルギーを引き出し生成する役割」を果たしていたと考えられています。

　"If you want to find the secrets of the universe, think in terms of energy, frequency and vibration." —*Nikola Tesla*
　「宇宙の秘密を見つけたいなら、エネルギー、周波数、振動の観点から考えなさい」──ニコラ・テスラ

ピラミッドに使われた特殊な建材
　大ピラミッドがエネルギー発生装置として機能する根拠は、その設計と使用された素材に見られるいくつかの興味深い特徴にあります。
　ギザの大ピラミッドの大部分は「ノムライト石灰岩」で構成されています。今日見られる赤茶色のブロックがそれです。この石は建設現場近くで豊富に見つかるものでした。しかし、

ピラミッドの建設者たちは、数百マイル離れた場所から運んできた「**特別な素材**」も使用しています。

かつてピラミッドの外装は「真っ白な石灰岩」の外装石で覆われていました。石の表面は滑らかに磨かれ、隙間なくぴったりと組み合わされていたため、継ぎ目が見えないほどでした。そして、この外装石は、500マイルも離れた「トゥーラの採石場」から切り出され、運ばれたものです。これは、東京から札幌まで10トンからなる石のブロックを何千個も運ぶことに匹敵します。

地元で切り出された石灰岩とは異なり、「トゥーラ石灰岩」にはマグネシウムが含まれていません。そのため、『優れた絶縁体』となります。通常の石灰岩は電流を通しますが、**トゥーラ石灰岩は電流を通さないのです。**

内部の部屋は、『ローズ・グラナイト』と呼ばれる珍しい種類の花崗岩で作られていますが、同じく数百マイルも離れた場所から運ばれてきたものです。ローズ・グラナイトは、『石英（二酸化珪素からなる鉱石）』を高濃度で含んでいます。石英には、圧力をかけたり、少し動かしたりするだけで、**圧電効果と呼ばれる電荷を発生する特徴**があり、一方の面が「正の電荷」を帯び、もう一方が「負の電荷」を帯びます。つまり、この2つの面を接続することで**電気回路が完成する**のです。

この特性から、石英は現代のあらゆるデバイス（たとえば、時計や置時計、テレビ、GPS機器など）に使用されています。クォーツ時計を充電する際は、ただ振るだけで十分ですし、バーベキュー用のライターも、石英結晶によって電圧が生成されます。

そして、大ピラミッドの「王の間」と「王妃の間」は、石英を85％含むローズ・グラナイトで構築されていますし、トンネルや通路もこの石で覆われています。これらの花崗岩全体に圧力が加わることで、**膨大な量の電気が発生する仕組みです。要するに、ピラミッドは巨大な発電所なのです。**これが事実であることを示す圧倒的な証拠が存在しているのです。

クリストファー・ダンのピラミッド研究
「大ピラミッドが発電施設である」という考えは新しいものではなく、1900年代初頭に初めて提唱され、1970年代に確認されました。その後、さらなる発見が重なるにつれ、この理論が「非主流の科学」ではなく、『実際の科学』であることが証明されつつあります。中でも最も説得力のある研究のひとつがクリストファー・ダンによるものです。彼は、このプロセスはピラミッドの地下の部屋から始まると考えています。
すべてのピラミッドが帯水層の上に建てられている：ピラミッドの下には帯水層（地下水を含んだ地層）が広がっており、水が地下の空洞を通ることで音波が発生します。この音波の周波数は**地球の自然な振動と共鳴**します。そして、その波動がピラミッドを通じて上昇する過程で、増幅・集束・変換され、エネルギーへと変わる仕組みです。
化学反応：『王妃の間』は化学反応によって**水素を生成する**ために使われていました。これには確かな証拠があります。王妃の間には２本の内側のシャフトが通じており、北側のシャフトには「塩酸」の残留物が、南側のシャフトには「塩化

亜鉛」の残留物が発見されています。この２つの化学物質を組み合わせることで、大量の水素が発生する揮発性反応が起き、この水素ガスは王妃の間から水平通路を通って『グランド・ギャラリー（大回廊）』へ流れ込みます。

このグランド・ギャラリーもまた花崗岩で作られており、水素ガスが蓄積すると、その圧力によって花崗岩が圧縮され、電気が生成されるようになっているのです。この電気はさらに空気をイオン化し、導電性を高める役割を果たします。

周波数：グランド・ギャラリーには「28対の共鳴器」が設置されていて、これらは振動し音波を発生させます。水素原子はギャラリー内の音波と調和する形で波動を形成し、この音波が石をさらに刺激して、さらなる電気を生成するのです。音響エンジニアによる調査では、**グランドギャラリーは432ヘルツで共鳴し、Ｆシャープ（Ｆ♯）の音階を自然に発生させている**ことが判明しています。

この432ヘルツとＦシャープの音階は「地球と調和する」周波数であり、ピラミッドの建設者たちはこの事実を理解していたと考えられます。長年 Mac を使用している人なら、この「<u>神聖な音</u>[6]」を聞いたことがあるでしょう。

ギャラリーの頂上には『王の間』へ通じる小さなシャフトがありますが、その開口部は8.4インチ×4.8インチで、水素マイクロ波が王の間へ通過するのに完璧なサイズです。**王の間もまた432ヘルツとＦシャープで共鳴します**。王の間の上には、花崗岩の梁が５層に積まれ、「空気の隙間」を挟んで配置されていて、これを「緩和室」と呼んでいます。

6 　訳註：Mac の起動音は、音響エンジニアリングの観点から調整されており、神秘的な音と解釈する人がいることから「sacred chord sound（神聖な音）」と表現されています。

これらの梁の3つの面は滑らかですが、上面だけが粗く切断されています。クリストファー・ダンによると、この粗い切断面の理由は、梁をチューニングするためだそうです。建設者たちは、花崗岩の梁を振動させながら少しずつ石を削り取ることで、Fシャープの音階で共鳴するように調整していたのです。そして、実際にこれらの梁はFシャープで共鳴します。

　王の間は『ヘルムホルツ共鳴器（空気の振動で特定の音を発生させる共鳴装置)』として知られています。瓶の口に息を吹きかけると音が鳴る現象と同じ原理です。瓶の中の「液体の量」を変えるのと同じように、部屋の中の「石の体積」を変えることで、音の高さ（ピッチ）も変わります。つまり、**このピラミッド全体が巨大な楽器のような構造をしているのです。**

　懐疑的な人たちでさえ、ギザの大ピラミッドには音響的特性が存在することを認めています。それでも懐疑派がこのピラミッドを発電施設と考えるには、石造りの巨大ピラミッドが「電磁エネルギーに反応する証拠」が必要でした。そして、この証拠が2018年に発見されたのです。

電磁波：科学的にみても、ギザの大ピラミッドはエネルギーの生成・活用・集束が可能な構造物です。

　・**外部**：電気を絶縁する材料で作られています。

　・**内部**：電気を伝導する材料で作られています。

　・**内部の部屋**：電気を生成する材料で作られています。

　この構造により、ピラミッド内部で特定の化学反応が起こり、帯水層が特定の周波数で共鳴していたことは、すでにお伝えしました。次なる証拠として挙げられるのが、ピラミッ

ドの持つ「電磁エネルギーを集束する能力」です。

2018年、科学者たちは異なる周波数の電波を用いて、大ピラミッドが電磁波に反応するかどうかの実験をおこないました。その結果、ピラミッドが共振状態になると、**電磁エネルギーが内部の部屋や基礎部分に集中する**ことが証明されたのです。この共振は、波長200〜600メートルのラジオ波で誘導されることがわかっており、波長が200メートルに近いほど、その効果が劇的に増大することがわかっています。

熱音響発電機：その１年後の2019年、エリック・ウィルソンは「大規模熱音響発電機」という論文を発表しました。この研究では、花崗岩や他の岩石が振動することで、電子が表面に移動する仕組みについて説明しています。

ピラミッドの建設者たちは、「科学」と「音楽」を組み合わせることで、**地球の振動の自然な倍音と調和する発電装置**を作り上げたのです。これらの振動は主に、月の重力が「ピラミッドの地下にある帯水層」に対して引き起こす「潮汐(ちょうせき)

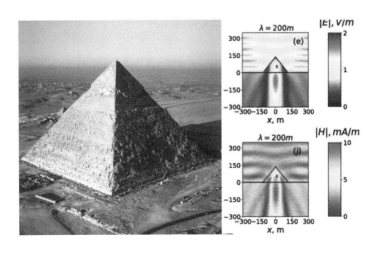

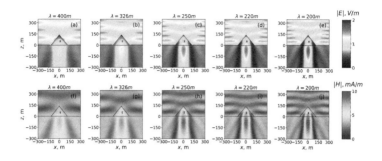

エネルギー」から生じていました。

　この技術は何千年も前に生み出されたものであり、無限にクリーンなエネルギーを生成することが可能でした。しかし、どうやってそのエネルギーを取り出していたのでしょうか？——**ここがテスラとつながっていきます。**テスラの「ワーデンクリフ・タワー」は、帯水層の上に建てられ、銅と鉄の棒がその地下水に向けて埋め込まれていました。電気がタワーに送られると、**その電力は大気を通じて世界中に伝送された**のです。

　ピラミッドも同じく帯水層の上に建てられていて、最近になって銅製のパイプと鉄の棒が発見されています。もし頂石（頂点に置かれた石）が、**金やその他の高い導電性を持つ金属**でできていたと仮定したら、きっとピラミッド内部に集まったエネルギーは、頂点に引き寄せられ、大気中に伝送されていたはずです

　テスラの無線電力供給システムは、ピラミッドと同じく地球の共振を利用したもので、テスラタワーによって生み出さ

第3章 彼らはなぜ本当の歴史を隠すのか？

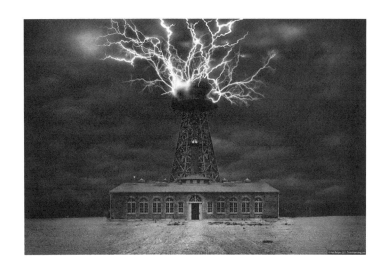

れたエネルギーもまた、ピラミッド同様に**無限でクリーン、しかも事実上無料**のものでした。

　地球上のすべての人々がその恩恵を受けることができたはずですが、彼の謎めいた死の後、テスラタワーは政府のエージェントによって破壊されてしまったのです。次の章で、テスラと私たちの惑星における「失われた世紀の技術」についてさらに詳しくお話しします。

大ピラミッドの発電機能が失われた理由

　大ピラミッドが何らかの壊滅的な出来事に見舞われ、機能を停止したのは明らかです。南側のシャフトには塩酸の他に、硫酸の痕跡が確認されています。北側のシャフトには塩化亜鉛と塩化アンモニウムの残留物があります。これらの化学物質は混合しなくても水素を生成できます。しかし、塩化アン

モニウムと硫酸を組み合わせると爆発が起こるのです。つまり、**制御不能な爆発が発生したかもしれない形跡**が存在するのです。

2001年、グランド・ギャラリー内の、かつて共鳴装置が設置されていたと思われる場所の天井部分に「焦げ跡」が発見されました。また、王の間では花崗岩の梁に「亀裂」が見つかっています。当初、これは地震によるものと考えられていました。しかし、損傷が見つかったのは、「高圧で加熱された水素」が流れていたとされる特定の部分だけでした。また、王の間の壁は1インチ以上も外側に押し出されていますが、大爆発でも発生しない限り、何トンもの花崗岩がずれることなど不可能なのです。

内部の他の部分にも焦げ跡が見られます。南側のシャフトは発見された際、その表面は約1インチ（2.5センチ）もの厚さの塩で覆われていました。これは、水素が沸騰し、シャフトを通って泡立った場合に起こる現象です。

ピラミッド発電所が爆発した原因は不明です。クリストファー・ダンは、これが何らかの大災害によるもので、それは地震ではなく、おそらく「小惑星の衝突」ではないかと考えています。古代エジプト人はすべての出来事を詳細に記録していましたが、エジプト王朝時代に衝突があったという記録は残されていません。このことからダンは、この出来事が何千年も前に起こったと信じています。

懐疑派は、もし古代エジプト人が電気を使用していたのなら、その記録、あるいは確固たる物的証拠が存在するはずだと言うでしょう。一部の人々は電球のように見える象形文字を指摘しますが、正直なところ、それは無理があると思いま

す。エジプト人がガラスや電球を作るための部品を扱っていた証拠はありません。では、なぜ古代エジプトで電気が使用された形跡や、ギザの大ピラミッドで電気が発電された記録がないのでしょうか？

　──そう、**古代エジプト人がピラミッドを建設したわけではないからです。**

　エジプト人はピラミッドを建てていません、発見したのです。彼らがそれを見つけたとき、ピラミッドはすでに何年も、あるいは何千年もの間、眠ったままでした。ギザのピラミッド群の配置はオリオン座の星々と完全に一致しますが、それは現在のオリオン座の位置ではなく、「13500年前のオリオン座の位置」と一致するのです。

　ボストン大学のロバート・ショックは、スフィンクスとギザのピラミッド群は約13500年前のものだと考えています。ギザはファラオの時代から極端に乾燥した気候にありました。しかし、ピラミッドとスフィンクスには風や砂による浸食だけでなく、突発的な水による浸食の跡も見られます。スフィンクスの基礎部分周辺の浸食パターンは、大量の水が暴力的な速度で台地を洗い流した場合にのみ発生しうるものです。いわゆる『**大洪水**』です。

　この現象が、最後の氷河期の終わりに起こったという根拠があります。当初、氷河は急速に溶けたと考えられていました。実際、海面は2世紀の間に500フィート上昇しています。地質学的時間としては速いものですが、さらなる証拠が集まるにつれ、氷河はそれよりもはるかに速く溶けたことが明らかになっています。最近の氷床コアサンプルの研究によると、**最後の氷河期は数世紀または数十年かけて終わったのではな**

く、たった一日で終わった形跡があるのです。

　アトランティスといった失われた大陸の神話もまた、この時系列に当てはまります。ここで私が述べたことがすべて絶対的な事実だと言うつもりはありません。それでも、「何千年も前に高度な文明が存在していたこと」、「それらの文明が無限のクリーンエネルギーを生み出す技術を持っていたこと」に関しては、確信を持ってお伝えしています。

　その後、地球上のあちこちに巨大な石造りの構造物だけを残し、これらの古代文明は突如として姿を消してしまいました。経済上・政治上の明確な理由から、事実上無料で無限の

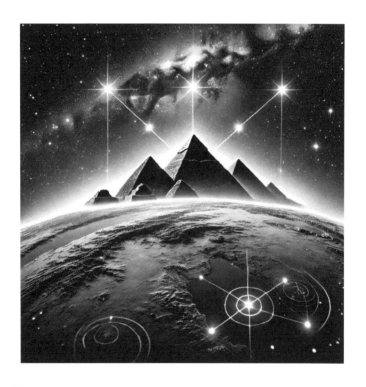

クリーンなエネルギーに関する知識は、大衆から隠され続けているのです。

その他のピラミッドと巨石構造物

エジプトのピラミッド群は、地球上に存在する何千もの巨石構造物のほんの一例に過ぎません。これらの巨石は、個々としても全体としても、建設者たちの高度な技術力の証として存在し続けています。それぞれに驚異と謎が秘められており、私たちはようやくその一端を理解し始めたばかりです。

そして、それらが古代の地球人によって建設されたのか、あるいは一部の説が主張するように古代の宇宙飛行士によるものなのかは別として、その真の起源と目的を隠そうとする積極的な隠蔽がおこなわれてきたという事実は依然として残されています。

世界中に存在する、存在するはずのない巨石構造物の一例

・テオティワカン（メキシコ）

　　ギザの大ピラミッドの双子の兄弟のような存在です。基礎部分の大きさが完全に一致し、オリオン座の星座配置とも同じ向きをしています。高さはギザのちょうど半分であり、ミリ単位で正確です。また、ギザのピラミッドが夕日の最後の光を浴びる瞬間に、テオティワカンは朝日の最初の光を受け取ります。

・ギョベクリ・テペ（トルコ）

　　現存する最古の巨石遺跡です。発掘作業は不可解にも遅れていて、さらに150年かかるとされています。他の

古代文化と同様に、ここでも大洪水の記録が残されています。

・ストーンヘンジ（イギリス）

　重さ25トンにも及ぶ巨大な石の一部は、150マイル以上も離れたウェールズから運ばれました。ストーンヘンジの天文学的に正確な配置は、天体の動きや季節の周期に関する高度な理解を示しています。発掘中、巨大な石のひとつの下から5000年前の銅製の矢じりが発見されました。その銅の成分は、アメリカ合衆国ミシガン州のアッパー半島産であることが明確に特定されています。一体、どうやってそこに辿り着いたのでしょうか？

・マチュピチュ（ペルー）

　この文明も、他のいくつかの文化と同様に、石を溶かして型に流し込むことができる未知のエネルギー源を持っていたようです。さらに、巨大で不規則な形状の石を完璧な形で切り出し、隙間がまったくないほど精巧に組み合わせていました。

・プマ・プンク（ボリビア）

　ティワナクの近くに位置するこの遺跡は、複雑に彫刻された石のブロックが、モルタルなしで完璧に組み合わされていることで有名です。一部のブロックは重さが130トンにも及び、地球上で最も硬い石のひとつである「閃緑岩」で構成されています。それにもかかわらず、これらの石は運搬され、形を整えられ、天文学的な精度で配置されたのです。石同士があまりにも精巧に隙間なく組み合わされているため、ナイフの刃すら通しません。

・バールベック（レバノン）

トリリトンの石で有名なこの場所には、ひとつあたり800トンから1,200トンにもなる巨石があります。バールベックの古代神殿の基壇は、地球上でも最大級の石造建築のひとつです。これほど巨大な石を動かし、正確に組み合わせるために必要とされる精巧な技術は、現代の最先端の機械で実現可能な範囲をはるかに超えています。

・生石神社の石乃寶殿（兵庫県高砂市、日本）

重さ500〜600トンの一枚岩で彫られた巨大な石です。地元の伝承によれば、この石は天から降臨した最初の神様と結びついているとされています。その神様は、日本の上空を何らかの「石の船」に乗って飛行したと語られています。この「船に乗って神様が降臨する」という話や、「燃え盛る龍に乗ってやってくる」といった伝承は、世界中で共通して見られます。

・ククルカンのピラミッド（チチェン・イッツァ、メキシコ）

この場所は、古代遺跡に共通する芸術性と特異性を象徴しています。また、卓越した科学技術と建築技術の高さが驚くべき形で表現されています。ピラミッドの階段の前で手を叩くと、ケツァール鳥の鳴き声とまったく同じ音が反響することはとても有名です。この鳥は彼らの神「ケツァルコアトル」にちなんで名付けられ、しばしば炎をまとった蛇として描かれます。また、この建造物は冬至に完全に合わせて配置されており、その日になると太陽が階段に影を落とし、まるで蛇が現れるかのように見えるのです。アステカ文明もマヤ文明も、これらの巨石建造物を受け継いだだけであり、自ら建設したわけ

ではありません。しかも、建築材料の一部は2,000マイル以上も離れた場所から運ばれたものなのです。

ユタ州にある私の農場の近くにもピラミッドが建っています。このリストはまだまだ続きますが、日本の与那国の海底遺跡、南極、アラスカ州デナリ国立公園のダークピラミッド、ミズーリ州の地下神殿、テネシー州のエジプト神殿、そしてボスニア・ビソコのピラミッドのような物議を醸すような場所にはまだ触れていません。

これらの建造物に見られる高度な技術、類似点、目的、そして科学的背景は、これらの文化の間に緻密な交流があったこと、あるいは『共通の設計者（マスターアーキテクト）が存在した可能性』を示唆しています。

グランドキャニオン、アリゾナと古代エジプトの象形文字

探検家G.E.キンケイドは、グランドキャニオンが永久に立ち入り禁止になる前に、最後の冒険を求めてコロラド川を下る旅に出ました。エル・トバールから約40マイル上流のクリスタルキャニオンで、彼は石に刻まれた数百段の階段を発見します。その階段は、砂漠の草木に隠れた人工の洞窟の入り口へと続いていました。

洞窟の中でキンケイドは、古代エジプト風の象形文字が壁に刻まれているのを見つけました。主要な通路は広大で、そこから枝わかれする脇道がいくつもあり、大小さまざまな部屋へとつながっていました。中には30×40フィート（約9×12メートル）の大きな部屋もあります。

トンネルの構造は精密で、まっすぐに掘られた壁と収束す

る天井が特徴的でした。彼は種が詰められた光沢のある陶器でいっぱいの穀物倉庫や、調理場、大きな食堂を発見しました。部屋には、先進的な技術で硬化された銅製の道具を含む遺物が散乱していたのです。

　このような金属硬化技術の知識は、北アメリカの五大湖地域全域で発見されています。また、ストーンヘンジの下から見つかった銅の矢じりも、この地域から来たものです。この地域では数万点に及ぶ銅やその他の金属製の道具、ナイフ、剣が発見されているにもかかわらず、先住民族は金属を加工していなかったと言われています。

キンケイドがさらに奥へ進むと、広大な地下墓地にたどり着きしました。そこには棚に並べられた数十体のミイラがあり、すべて男性で銅製のカップや剣が添えられていました。彼は、「**自分の発見の重大さ──最大で5万人を収容可能な地下都市──**」を理解し、助力を求めることを決め、遺物と詳細な記録をスミソニアン協会に送って、本格的な発掘の支援を要請したのです。

　S.A.ジョーダン教授がチームを率いて現地に到着し、「シタデル」と名付けられたこの場所を調査しました。洞窟の構造は左右対称に設計されていて、中央の部屋には花を持ち、あぐらをかいた姿の巨大な偶像がそびえたっていました。剣、盾、陶器、解読不可能な象形文字が刻まれた石板といった数々が発見されたものの、結局のところ、この複合施設を建設した文明を特定することはできませんでした。

　これらの証拠は、当時の常識をはるかに超えた金属加工、

農業、そして工学の知識を持った非常に高度な社会の存在を示しており、主流の考古学的理解とは矛盾していました。キンケイドとジョーダンは、この文明が世界の別の場所、エジプトやアジアから来たのではないかと仮定しましたが、さらなる調査のための資金提供の要請は、スミソニアン協会に拒否され、ふたりはその後、公式の記録から姿を消してしまったのです。

　グランドキャニオンは、ホピ族、フアラパイ族、ハバスパイ族、パイユート族、ズニ族などの、何千年もの間この地に住み続けてきたネイティブアメリカンの部族にとって、深い精神的な意味を持っています。ホピの神話では、「アナサジ（最初の人々）」がグランドキャニオンから現れたとされ、巨人や古代の種族にまつわる伝説も伝えられています。

　また、ホピ族には、復活したイエス・キリストが彼らを訪れたという伝説もあります。500年前、スペインの探検家や修道士がこの地を初めて訪れたとき、すでに人々はキリストを信仰していました。

　現代の発見では、さまざまな文化（たとえばバイキングや古代中国の探検家たち）が、コロンブス以前にアメリカ大陸に到達していたことが示されています。それにもかかわらず、高度な文明が存在したという考えは、いまなお意図的に隠され続けています。

南極の遺跡とその他の謎

　南極では**存在しないはずのもの**を「見た」、「聞いた」、「感

じた」という多くの証言があります。そう、それらは確かに存在しています。しかし、そこに何があるにせよ、私たちは知ってはいけないことになっています。ひとつだけ確かなことは、**地球の最果てで、非常に奇妙で重要な何かが起こっている**ということです。

1957年以前の英語の百科事典には、南極の古代遺跡の写真や説明が載っていました。私の家にもそういった古いセットがあったので、子どもの頃に学校の先生が「南極には何もない」と言ったとき、とても驚いたのを覚えています。古い本が誤った情報を載せていたのか、それともエリートたちが情報を隠したのか——。

もし過去の本が誤った情報を載せていたなら、現代の本でそれについて触れるはずです。しかし、そういった過去の話については何も言及されていないのです。

南極は「**1820年に初めて発見された不毛の地**」としてしか説明されていません。しかし、問題は、1513年の『ピリ・レイスの地図』に、いま私たちが「南極」と呼んでいる土地や、そこに住む動物たちが描かれていることです。さらに重要なのは、その地図には氷が描かれておらず、現在隠されている海岸線が正確に示されている点です。また、1531年の『オロンテウス・フィネウスの世界地図』にも、南極大陸全体、海岸線、内部の特徴、正確な山脈が描かれています。やはりこの地図にも氷の層はありません。

こういった地形の詳細は、現代の衛星スキャンや画像技術が発達するまでは知られていなかったものです。公式の説明では、**最後に南極が氷のない状態だったのは6,000年前まで**だとされています。それなのに、なぜ500年前に作られた地

図が、何マイルもの氷の下に隠れた地形の特徴を描けているのでしょうか？

リチャード・E・バード提督とハイジャンプ作戦

1946年8月、南極への科学探査としての「**ハイジャンプ作戦**」が始まりました。しかしそれは表向きの理由であり、本当の目的は、ナチスの基地とその秘密技術を発見し、確保することだったのです。その技術には、いわゆる「空飛ぶ円盤」と呼ばれるものも含まれていました。地域一帯でUFOが目撃されており、それらはナチスの試験飛行ではないかと疑われていました。しかし彼らが発見したものは、それ以上のものだったのです。

ヒトラーが軍事的優位に立つために、古代の技術や兵器を探し求めていたことはよく知られています。そのうちのひとつの任務として、『SSシュヴァーベンラント号』は、軍人、科学者、そしてトゥーレ協会のメンバーを乗せ、南極へ向かう極秘任務へと出発しました。その目的は「アーリア人」と呼ばれる高度な存在を探し出すことでした。

ドイツの記録によると、彼らは広範囲にわたる地図を作成し、内陸約150マイル地点で『300平方マイルもの氷のないオアシス』を発見しました。海底の地熱噴出孔によってその地域は温められており、秘密の潜水艦基地「ベース211」を作るには理想的な場所だったのです。

バード提督の話に戻りましょう。バード提督は、アメリカ史上最も有名で、数々の勲章を受けた海軍士官です。彼の経歴は驚くべきものであり、人格も非の打ちどころがありませんでした。そして彼は、詳細な記録を非常に丁寧に残すこと

でも知られていました。バード提督自身の言葉やその他の目撃者の証言から、その後の彼らに何が起きたのかがわかっています。

　６〜８か月の予定だった任務が突然打ち切られ、わずか40日で全員が撤退することになったのです。バード提督は帰国途中、何度もメディアに対して語りました。「**緑の谷や森林、動物、建物を目撃した**」ことを明かし、多くの船員が犠牲になったことから、「**高度な武器による空からの攻撃**」について真剣に警告しました。

　バード提督は、「アメリカが北極と南極の敵対勢力に対し、即座に防衛策を取る必要がある」と訴え、さらには、「アメリカは驚異的な速度で移動する飛行物体によって攻撃される可能性がある」と繰り返し主張していました。しかも、この内容をいくつかの異なる声明で繰り返し述べたのです。また、「どの国に対しても、どの場所からでも、距離に関係なくいつでも攻撃することができる新たな敵がいる」ことも警告していました。

　ところが、バード提督がワシントンに戻ると、彼は直ちにハイジャンプ作戦について二度と口にしないよう命じられました。その情報は『最高機密』に分類され、任務について口外した船員は逮捕され、投獄されることになりました。そして、1956年のバード提督の死後まもなくして、南極の大部分を立ち入り禁止とする国際条約が締結されたのです。──彼らは一体、何を隠しているのでしょうか？

高度な技術と隠された歴史の意味

　これらの古代遺跡は、従来の理論では説明がつかないものばかりであり、失われた高度な技術の存在を示しています。これらの文明の知識が、過去の発達した技術を持つ人間社会から得たものなのか、地球外からの訪問者によるものか、あるいは高次の力がもたらしたものなのか──いまだに謎のままです。しかし、これらの遺跡が世界中に広く分布し、「天文学的配置」や「脅威的な規模」といった共通の特徴を持っていることから、私たちが知る歴史学の範囲をはるかに超えた「**意図的な技術協力が存在した**」ことは明らかです。

古代の知識が隠される理由とは

　高度に発達した先史文明が実在したという事実は、人類の起源や進化に関する見解を根本から覆すものです。もしこれが本当だということになれば、政府、機関、そして企業にはこの証拠を隠す多くの理由があるのです。

- **科学的なパラダイムの支配**：高度な古代技術の存在を認めることは、従来の無神論的な進化論や歴史モデルを崩壊させ、科学や歴史の教科書を全面的に書き換える必要を生じさせるでしょう。
- **宗教的および文化的権力**：確立された宗教や文化の物語は、しばしば「人類は一歩ずつ進歩してきた」という**直線的な成長**に焦点を当てています。過去に高度な文明が存在したことを認めれば、いくつかの宗教教義が揺らぐ一方で、競合する他の宗教が台頭する可能性があります。

古代の人々は驚くべき**霊的な力**について書き残しています。もし「人類の起源や本質」について疑問が生まれれば、長年力を持ってきた伝統的な組織の影響力が弱まる可能性があります。

・**社会秩序の維持**：周波数やエネルギーを操る強力な技術——たとえば、巨石の建設に使われたと噂される「振動技術」——の知識は、混乱を招き、社会の安定を揺るがす可能性があります。こういった事実が明らかになれば、いまは制限されたり管理されている新しい技術を求める声が、一般の人々から高まるかもしれません。

・**地政学的な支配と資源の独占**：古代のフリーエネルギー技術が明らかになれば、既存の支配構造が崩壊し、人々は本当の力が「神様から来るもの」であり、誰の所有物でもないことを知るかもしれません。

　もしも、過去に存在したエネルギーを操る技術や、古代のフリーエネルギー技術が公になれば、現在のエネルギー産業が危機にさらされ、化石燃料やエネルギーインフラに依存している経済は大混乱に陥るでしょう。**「無料のエネルギー」**や**「無料の治療技術」**は、すべてを一変させる力を持っています。これにより、かつてないほどの**「権力と富の大変革」**が起こるでしょう。

　一般の人々には計り知れないほどの利益がもたらされる一方で、現在の支配者層は私たちへの支配を完全に失う可能性があります。もし私たちが、『真の力は神様から与えられた霊的なものであり、人間が持っているものではない』と気づくことができれば、その傾向はさらに強まるでしょう。

　これらの謎を踏まえると、私たちが持つ古代世界への理解

は、現時点では不完全であることが明らかです。この高度な技術の真の起源は依然として不明ですが、これらの構造物が持つ永続的な力と精巧さは、通常の人間の能力を超えた知識の存在を示しています。

　こうした隠された歴史は、私たちに「人類の真の遺産」や「私たちの世界を形作ったかもしれない力」について再考を促し、既存の歴史物語の枠を超えて、より深い真実を解き明かすよう私たちを駆り立てるのです。

第4章

「失われた世紀」の技術

代替エネルギーと
その抑圧の歴史

私たちは「代替エネルギー」についての物語を何度も耳にしてきました。太陽光発電、風力、電気自動車——これらが私たちや地球の未来を救ってくれると。私自身、この話を50年も聞き続けてきましたが、その技術の進歩は驚くほど遅いままです。まるで誰かが意図的にクリーンで再生可能なエネルギーの発展を止めているかのようにみえます。そして、実際そうなのです。

　さらに言えば、地球全体に無限のエネルギーをほぼ無料で提供できる他の技術さえも隠されているのです。ニコラ・テスラのような先見の明を持つ人々が生きていてくれれば、私たちの知る世界はいまとはまったく違ったものになっていたはずです。しかし、人類から何世代にもわたって、より良い未来が奪われてしまいました。

ニコラ・テスラ：奪われた未来の夢

　ニコラ・テスラは地球内部のエネルギーを利用し、その力を無線で世界中に送る方法を発見しました。彼は、これはピラミッドの建設者が使っていた技術と同じだと語っています。彼の初期の実験は成功しましたが、彼の「謎めいた死」の後、政府の関係者によって研究が盗まれてしまいました。テスラの無線による送電技術はすべて没収されるか、破壊されてしまったのです。

　1900年、ニコラ・テスラはJPモルガンを説得し、無線通信システムのプロジェクトに対する資金提供を受けました。テスラはこの計画をさらに拡大することに決め、世界中にメッセージを送るにとどまらず、**電力そのものを送ろうとした**

のです。テスラはすでに小規模な実験で無線による電力供給が可能なことを実証済みでした。

有名な実験では、テスラコイルが作動すると、近くに置かれた電球が光る様子を実演しました。彼はこれをさらに大規模にしたいと考えました。そして、この世界を変える技術をJPモルガンに説明し、プロジェクトを完成させるための追加の資金を求めました。しかし、JPモルガンはテスラの予想に反して、その場で資金提供を打ち切ったのです。

JPモルガンは、ゼネラル・エレクトリック（GE）を所有しており、もしテスラがプロジェクトを進めればGEは時代遅れになるはずでした。AT&Tも所有していましたが、それも不要になってしまったでしょう。JPモルガンは世界中に銅鉱山を持ち、彼の工場では何マイルもの銅線を生産していました。また、彼はゴム農園と工場も所有し、電線の絶縁体を作っていました。鋼鉄会社や発電機を製造する工場、電信柱や電力用の柱を生産する製材所も持っていました。さらに、既存の発電所の燃料となる石炭鉱山や、これらの資源を運ぶための24の鉄道会社も所有していたのです。もしテスラが無限で無料の無線電力を実現していれば、これらすべてが不要になっていたでしょう。

「無線による電力供給は5Gや他の電磁波（EMF）のように危険ではないのか？」と考える人もいるかと思います。しかし、現代の5Gや電磁波とは違って、テスラは地球の既存の周波数や共鳴と調和し、それを再現した周波数を使うことを計画していました。むしろ、**私たちのエネルギーを奪うどころか、逆に与えてくれていた**と考えられます。

テスラはその後の数年間、JPモルガンにほぼ毎月手紙を

書き、資金提供の再検討を懇願しましたが、モルガンは応じませんでした。それどころか、テスラの競争相手であるエジソンやマルコーニに資金を提供し、テスラの発明を利用して富を築いていったのです。さらに、JPモルガンは追加の投資を拒否しただけでなく、富裕層の投資家たちに「テスラを相手にするな」と言い広めました。テスラは投資家の間で完全に締め出されてしまったのです。

　JPモルガンの契約違反により、テスラは莫大な負債を抱え、事業は破綻しました。JPモルガンのおかげで資金を確保できなくなった銀行は、「ワーデンクリフ・タワー」の土地を差し押さえることができました。そして1917年、その塔は取り壊され、スクラップとして売られてしまったのです。

　テスラは天才でしたが、不利な立場にありました。エジソ

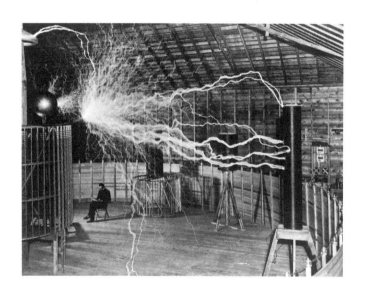

ンやマルコーニのような人々は、テスラの発明を盗み、それを市場に出す方法を知っていました。また、技術を利用されやすくする方法を理解していました。そして何よりも重要なのは、「**ゲームのルール**」を知っていたということです。「餌をくれる者の手を嚙むな」ということです。これが、世界のエネルギーの84％がいまだに化石燃料から生み出されている理由です。そして、テスラが孤独に破産して亡くなった理由でもあるのです。

テスラの功績と現代に引き継がれた遺産

　ピラミッドを建設した「なにものか」は、地球に害を与えず、その共鳴と調和するエネルギーを作り出しました。これと同じ理論が120年間も存在しているのなら、なぜ誰もそれを再現しようとしなかったのかと疑問に思う人もいるでしょう。地球上のすべての人々に無限で無害なエネルギーを提供できれば、人類全体が飛躍的に発展できるはずです。電気が無料だったら、どれほどの技術革新が可能になるでしょうか？　政治的な対立や不安定な経済、そして終わりのない戦争がどれだけ回避できるか──考えてみてください。

　もしかしたら、現在起きていることは、100年前にテスラに起きたことと同じなのかもしれません。**テスラの時代、すべての人々に無料で電力を供給する技術を作り出すことに興味を示す投資家はいませんでした**。実現すれば、JPモルガンやヴァンダービルト家、ロックフェラー家が築いた帝国は深刻な打撃を受けることになったからです。カーネギー家、デュポン家、メロン家も大きな損失を被っていたはずです。これらのファミリーは、アメリカのエネルギー生産と流通の

すべてを独占していて、その企業はアメリカ産業の生命線だったのです。

　これらのファミリーは、アメリカの「王族」とも言える存在でした。もしテスラが自らのビジョンを実現していたら、これらの一族の富が失われるだけでなく、世界の新興工業国としてのアメリカの地位も低下していたでしょう。テスラは、豊富な電力を世界中の遠く離れた未開発地域に届け、国同士のコミュニケーションを深めたいと語っていました。しかし、それが許されることなどあり得ませんでした。

　アメリカとそれを支配する企業が、自らの優位性を手放すことなど決してなかったのです。いまもそれは変わりません。テスラが謎の死を遂げたとき、「偶然にも」FBI や OSS（戦略諜報局）の捜査官が近くにいました。妙なことに、多くの発明家が「偶然」によって命を落としています。

　テスラの書いた文書は、彼自身が整理し番号を付けた何百もの箱に保管されていましたが、公に残っているのはわずか60箱だけです。後になって、一部の科学者が『テスラの発明は実現不可能だ』と主張していますが、それは彼のほとんどの発明に対して言われていたことです。テスラの多くの発明を盗んだエジソンのような人々でさえ同じように言っていたのです。

　かつて誰かがアルバート・アインシュタインに、「史上最も賢い人である気分はどうですか？」と尋ねたことがあります。アインシュタインはこう答えました。「僕にはわからないね。ニコラ・テスラに聞いてみてくれ」と。

　この本の読者のみなさんは、科学の多くが企業や政府によって買収されていることに気がついています。この傾向は特

第4章 「失われた世紀」の技術

にコロナの「デマ」の期間において顕著でした。効果のない
ワクチン接種が延々と続き、注射針が刺さった人間の「針
山」が誰かを金持ちにしている間に、エリートたちはあなた
からすべてを奪っているのです。そして発明家と同じように、
コロナの『デマ』に異を唱えた多くの医師や科学者たちもま
た、「偶然」亡くなっているのです。

　それでもなお、テスラの業績は非常に多岐にわたっており、
**今日私たちが使用している電子機器や電気デバイスの80％
以上は、そのルーツをたどるとテスラにまで行き着きます。**
しかし、いまこれまで以上に私たちが本当に必要としている
技術とは、「安価で無害でクリーンなエネルギー」なのです。

　残念なことに、その技術はテスラと共に失われてしまいま
した。それに代わって、世界は石炭と石油の方向に進み、
国々はこれらの限られた資源を巡る戦争を続けています。石
油、石炭、戦争は地球やそこに住む人類にとって悲惨な結果
をもたらすものですが、ビジネスとしては非常に利益を生む
のです。テスラがいかに天才だったとしても、欲にまみれた
ビジネスのことだけは理解できなかったのです。

　**テスラの無線電力送電機は、彼が発明した数多くのフリー
エネルギー装置の「たったひとつ」に過ぎません。**『発明』
という言葉を使いましたが、テスラ自身の説明では、むしろ
「神様からの霊的な情報をダウンロードした」ように聞こえ
ます。彼は自分のことを、この知識の『媒介者』と呼び、そ
れを記憶し、理解し、頭に浮かんだものを形にする「特別な
能力」を与えられたと語っていました。

　また、現代の家中にたくさん置かれた大型の電化製品を、
簡単に稼働させることができるほどのパワーを持つ、靴箱サ

93

イズの小型発電機も発明していました。彼は、私たちが「ゼロポイントエネルギー」や「フリーエネルギー」と呼んでいるものを生み出す、さまざまなエネルギー周波数と、目に見えないエネルギー渦（ボルテックス）のことを驚くほど深く理解していたのです。

　幼い頃から、私は働いてお金を稼ぎたいと思っていました。家にはあまりお金がなかったので、生活必需品以外のものを手に入れたければ、自分で外に出て稼ぐ必要があったのです。11歳のときには新聞配達をしていました。12歳になると、太陽熱温水器やその他の代替エネルギー機器を作る会社で働き始めました。若くしてその仕事に就けたのは、その会社の社長が私のボーイスカウトの隊長だったおかげです。

　社長は天才的な発明家で、太陽エネルギー技術の第一人者でした。そして、この年齢にして、私は世界や科学についてあらゆるすべてを学べることに夢中になりました。社長は、金属加工や溶接、エネルギー生成、化学、磁気エネルギー、周波数など、さまざまなことを教えてくれました。ちなみに、1982年以来ずっと、私の両親の古い家には、彼の装置のおかげでいまもお湯が無料で供給されています。

　彼はまた、優れたアイデアや発明が、どのようにして強大な力によって妨害されるかについてもたくさん教えてくれました。特に、そのアイデアが「良すぎる」場合は妨害されるのです。彼の初期の発明のいくつかは多額のお金で買い取られましたが、その後二度と日の目を見

ることはありませんでした。

　自分の努力が無駄にされたことに失望した彼は、その後の発明の管理を自分でおこなうと誓いました。そして、再び実用的な製品を作り出した際には、またしても金銭的なオファーがあり、彼はそれを断りました。するとすぐに、あらゆる行政手続き上の障害が現れ始めたのです。特許申請は却下され、その後「紛失」され、さらには露骨に盗まれてしまったのです。

　この頃には彼も、世の中の仕組みをよく理解していたため、政府関係者と率直な非公式の話し合いの場を持つことにしました。彼は書類手続きを進めるために賄賂を渡そうとしましたが、こう言われてしまいます。「それについて手助けはできませんが、少しお支払いいただければ理由を教えることはできますよ」と。そこで、そこまで妨害される理由を教えてもらうために賄賂を渡しましたが、その答えは単純なものでした。彼の装置は効率が良すぎて、人々が節約しすぎてしまうというのです。この装置が多くの人々に普及すれば、電力網やそれを支配する企業が不安定になる可能性があったのです。

　彼が経験したことは、非常によくある話でした。ただ、少なくとも命を奪われることはありませんでした。

浮遊する巨石と隠された反重力技術

　さて、古代の人々が膨大なエネルギーを持っていたことはわかっています。巨大な石を切り出し、動かし、形作ってい

たエネルギーのことです。また、このエネルギーを驚異的な方法で利用し、制御していたこともわかっています。**ある理論では、彼らは特定の周波数を使用して、石や車両のような物体を浮かせていたのではないかと言われています。**

　私たちは皆、異なる音波を砂や水に適用すると、それが特定のパターンを生み出す実験を目にしたことがあるでしょう。これらのサイマティック・パターン（波動による形状パターン）は、異なる周波数ごとに予測可能な形を作り出します。

　これらの周波数パターンの図は、世界中の石造建築物に彫刻として刻まれていますし、中には、建物そのものの形状や構造に取り入れられているものもあります。さらに、他の絵文字では、特定の周波数パターンと一緒に、巨石をひとりで浮かせて動かしているように見える人々が描かれています。

　これが信じがたいことだと思う前に、ふたつの磁石で遊ぶときに感じる引力と斥力（せきりょく）を思い出してください。少なくとも原理的には、これと同じ概念が現代のリニアモーターカーに使われています。リニア技術は、時速600km の新幹線を可能にする技術です。古代の人々は、特定の石に対応する周波数を適用することで、それをエネルギーのクッション上に浮かせる方法を知っていたのです。この技術は、小規模の実験では実現可能であることが証明されています。**石に刻まれた模様を使用して、研究者がそれと一致する周波数を見つけ、小さな石に適用したところ、その石は本当に空中に浮かんだのです。**

　反重力技術の研究は、1世紀前にさかのぼります。1919年にパット・カウスキー、1920年代にタウンゼント・ブラウンによって開発された高周波システムは、高電圧を利用し

て浮上する効果を生み出しました。タウンゼントの電気重力装置は、物体が重力に逆らうことを可能にする泡のようなフィールドを作り出したのです。1950年代の記事には、これら初期の実験についての記録があり、Lear 社や Sperry Rand 社、Bell Aircraft 社などの防衛請負業者が「重力の壁を破る」ためにどのように取り組んでいたかが書かれています。ところが、これらの技術が実用化されるやいなや、機密扱いとなり隠されてしまいました。

この1950年代の発見に基づく反重力技術は、ジェット機やロケット、その他すべての燃焼型推進システムに取って代わる可能性があります。しかし、一般の人々はその存在を知らないまま、いまだに古くて汚染をもたらす輸送手段に頼らざるを得ません。人類がロケット技術や宇宙探査で進歩を遂げる一方で、反重力技術は隠されたままなのです。

テスラはこれらの原理を理解しており、大気中のイオンを小さな磁石のように利用して航空機を推進する方法を提案しました。彼は、他のエネルギー源を正しく活用すれば、**空中都市や宇宙旅行さえも実現可能になる**と信じていました。まるで『天空の城ラピュタ』のようですね。

以前にも言ったことですが、「答えを知っていれば、すべては簡単」だということです。おそらく、古代の人々はこれらの答えをすでに知っていたのかもしれません。そして、いまこそ私たちが、その答えを知るべきときなのではないでしょうか?

エリートたちは、古代文明の真実を隠しています。そして、おそらく単なる断片以上のものを見つけたのでしょう。もしかすると、完全な手順書や技術、装置を発見したのかもしれ

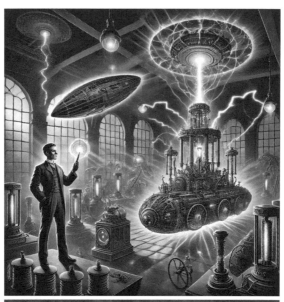
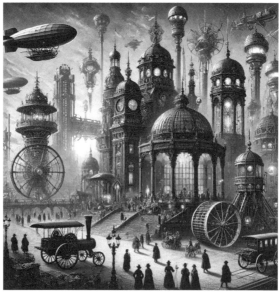

第4章 「失われた世紀」の技術

ません。彼らはテスラの業績を盗み、私の元上司や他の現代の発明家たちの技術も抑圧し、奪ってきました。そして、おそらく長い間ずっと、自分たちの利益のためにそれらすべてを利用してきたのかもしれません。——他に何を知っていて、何を隠しているのでしょうか?

UFO現象が示唆する未公開の推進技術の存在

アメリカ政府や他のいくつかの政府は、ここ数年の間に、突然UFOに対してオープンな姿勢を見せるようになりました。彼らは、この現象が新しいものではないことを認めています。また、UFOの残骸を回収したことや、多くの技術がリバースエンジニアリング（逆行分析）されたことも認めています。なぜいまなのでしょうか?——おそらく、内部告発者たちが、「これは氷山の一角に過ぎない」と発言しているからです。何百名もの元軍関係者や政府関係者が、自分たちの体験を語るために名乗り出てきているのです。

1940年代以来、軍事報告書には制限空域内で増加する「未確認飛行現象」が記録されています。これらの物体は、既存の技術を超える能力を示し、しばしば目に見える推進システムなしで移動しているのです。このことは、エネルギーや推進技術を一変させる可能性を持ち、1世紀にわたって隠され続けてきた革新的技術の一端を垣間見せる「高度な未公開技術が存在する」疑いを高めています。

私の奇妙な人生について、もうひとつのエピソードをご紹介します。私はラスベガスで育ちました。この街は、謎に包まれた「エリア51」や核実験場の近くにあります。私が育った頃、知っている人はみんな、私も含めて、UFOを何度

99

も目撃していました。それが秘密の軍用機だったのか、それとも別の何かだったのかはわかりません。

　ただ、それらは奇妙で、当時見たことのあるどんな航空機とも異なる飛び方をしていました。急発進、急停止、急角度での移動が可能で、思いつくものの中では小型のドローンに一番近いと思います。でも、私たちが見たものは非常に大きく、小さなドローンではありませんでした。そして、通常の重力や慣性の条件下では、人間の身体が耐えられるようなものではなかったはずです。また、核実験場やエリア51で働いた人たちを何人も知っていますが、みんな話したい不思議な話を持っていても、怖くて話せないようです。

　少なくとも、最近になって政府がUFOに関する情報を開示したのは、新しい技術が出現しつつあることを認めているからだと私は考えています。彼らは急速な技術変化の概念に私たちを慣れさせようとする一方で、同時に世界を支配してきた事実を隠そうとしています。

　1世紀以上にわたって、画期的な技術は抑圧されてきました。『**失われた世紀**』とは、100年以上にわたる技術的進歩が抑え込まれた時代を指します。この時代には、私たちが現在直面している「絶滅の危機」を回避できた可能性のある革新的なものも含まれていました。このような技術を明るみにするためには、「**個々人が共に意識を目覚めさせること**」が必要不可欠なのです。

　これらの未確認飛行物体（一般的に「UFO」と呼ばれるもの）は、代替エネルギーや推進装置の存在を示している可能性があります。それらが公に開示されれば、私たちは一夜にして化石燃料、汚染、貧困への依存から解放されるかもし

れません。それは、豊かさ、自由、そして平和の時代をもたらすでしょう。

しかし、この技術に絡む秘密主義が、化石燃料で得をしている人々の利益を保護しています。「失われた世紀」には、1800年代にさかのぼる技術が含まれています。これらの発明の多くは消失または押収され、その潜在的な影響は黙殺され続けてきたのです。

世界は分岐点に立っています。政治の壊滅的な変化、人類の遺伝子崩壊、そして世界的なエネルギー危機が、無関心、否認、絶望と直面しています。**人類は2つの容認できない道の分岐点にいます──エネルギー配給と人口管理に従うか、現状を維持して破滅のリスクを取るか。**しかし、もし私たちがパズルの重要なピースを見落としているとしたら？──**また「別の道」が存在するかもしれないのです。**

ゼロポイントエネルギー

今日、私たちが頼っている内燃機関、原子力発電所、石炭火力発電所、風力タービン、そして太陽光パネルは、すでに時代遅れのものです。テスラが発明したゼロポイントエネルギーの研究を進めていけば、人類はこれらのシステムを飛び越えることができるでしょう。この研究は、政府の請負業者や研究機関によって数十年にわたり秘密裏におこなわれてきたものです。

『ゼロポイントエネルギー』という真空中にも存在するエネルギー場を、活用することができる装置を想像してみてください。この技術は、ニコラ・テスラが構想を練り、物理学者

101

たちによって理論化されたもので、私たちを取り囲む膨大な量の量子エネルギーの貯蔵庫を活用するというものです。もしアクセスできれば、ゼロポイントエネルギーは、小型のガジェットから都市全体に至るまであらゆるものに電力を供給し、エネルギー不足を解消し、環境へのダメージを減らすことができるでしょう。

　フリーエネルギーの影響は、単なる公共料金の削減だけにとどまりません。安価で豊富なエネルギーは、農業、製造業、医療、そして交通を一変させるでしょう。海水淡水化や浄水、その他の生活に欠かせない重要なプロセスが手頃な価格で実現可能となり、水不足が解消され、世界的な健康改善にもつながるでしょう。

　しかし、このような技術を公開することは、石油、石炭、ガスを基盤とする経済帝国の存在を脅かします。経済学者たちは、フリーエネルギーの導入が、現在は資源の希少性に基づいて評価されている「経済システム全体」を根底から覆すだろうと予測しています。この新しいエネルギー源への抵抗は、私たちを支配しようとする人々に利益をもたらすだけです。仮にエリートたちが、フリーエネルギー技術、AI、そして高度なロボット技術を公開することがあったとしても、それは私たちの世界を良くするためではありません。それどころか、私たち人類の大部分を「不要な寄生虫」と見なし、排除しようとする可能性さえあるのです。

水力発電―古くさくて驚異的な再生可能エネルギー
　これらの技術や昔ながらの再生可能エネルギーについて奇妙な点は、それらがすでに存在し、限定的ながらも使用が許

可されていることです。私が育った場所には、フーバーダム
があります。これは世界で最も古く、最大級の水力発電ダム
のひとつであり、近代工学の驚異とされています。1935年
に建設されたこのダムは、運転開始以来、毎時5,100テラワ
ット時（TWh）以上の電力を生み出してきました。

　参考までに：5,100テラワット時（TWh）の電力は、およ
そ100万世帯にほぼ100年分の電力を供給できる量です。また、
この5,100TWh のエネルギーがあれば、デロリアン（映画
『バック・トゥ・ザ・フューチャー』で使用される車）は、
約4,214,876回分の**タイムスリップ**が可能です（１回のスリ
ップに1.21ギガワットの電力が必要と仮定）。しかも、この
電力は「モハベ砂漠の真ん中」で生成されているのです。ダ
ムはいまも健在です。

環境問題の嘘とカラクリ

　環境団体はエリートたちの道具です。もし、まだお気づき
でないのなら、お教えしましょう──**環境団体は、一般的に
環境にとって有害です。**その資金の大半は、最も汚染を引き
起こしている巨大企業から提供されています。これらの団体
は、その恩恵を受けているスポンサーの代理人として、クリ
ーンエネルギーの正当な進歩を妨害する役割を果たしている
のです。

　彼らは、原子力発電所や化石燃料発電所に反対する一方で、
太陽光、風力、水力の使用にも抗議し、訴訟を起こします。
そして、それと同時に政府に対して再生可能エネルギーへの
予算を増やすよう働きかけます。

　その政府の助成金を受け取るのは誰でしょうか？──問題

を引き起こしている張本人である巨大企業です。そして突然、エリートたちのためにすべての抗議や環境規制が撤廃されます。さて、彼らはこの税金を賢く使っているでしょうか？——いいえ、最も効率の悪い風力タービンやソーラーパネルを建設し続け、常にさらなる税金が必要とさせる仕組みを作り出しているのです。

私たちの現在のエネルギーの仕組みは、少数のグローバルオリガルヒ（世界の富裕層や権力者）や金融利益団体のために機能していて、社会の不平等と環境破壊を永続させています。これらのエリートたちは、エネルギーを高価で手の届かないものに保つ「希少性モデル」から利益を得ています。手頃なエネルギーがない中、貧困に苦しむ地域社会は、森林伐採といった破壊的な行為に頼らざるを得ません。緑豊かな景観が汚染された砂漠へと変わっていく様子は、資源の管理不行き届きとエネルギーの不平等が目に見える形で表れたものです。

世界の金融システムもまた、不平等な社会を助長しています。多くの発展途上国は、自国の環境や人々を商品化し、それらを通じて富裕国への債務を返済するための収益を上げることを強要されています。この債務と環境搾取の悪循環が、生態系の破壊と慢性的な貧困をもたらしているのです。

エネルギーの不足は、単なる実用的な問題ではなく、道徳的な問題でもあります。正義なくして、持続的な平和は達成できません。そして、世界の人口の半分が、ごく一部の利益のために設計された「グローバルエネルギーシステム」によって貧困に追いやられる状況では、正義は存在し得ません。

人類は、**エネルギー、政治、環境を巡る議論でお互いに対**

立するよう操作され、強力な利害関係者によって作り上げられた「虚構の現実」の中で生きています。一方では化石燃料の必要性を主張し、もう一方ではそれが生物圏に与える影響を非難します。そのどちらも正しい部分があり、同時に間違ってもいます。このように**意図的に作られた対立**が、無限のエネルギーを生み出す『**オーバーユニティシステム**』といった、真の解決策から私たちを遠ざけているのです。

オーバーユニティ：科学の常識を揺るがす概念

システムに投入したエネルギー以上のエネルギーを得るという「オーバーユニティ」の概念は、主流の科学的信念に挑戦するものです。しかし、歴史的人物であるニコラ・テスラは、自然に存在している豊富なエネルギーの活用が可能であることを実証しました。つまり、オーバーユニティとは、「何もないところからエネルギーを作り出す」ものではなく、地球の環境エネルギー場を活用するものなのです。

テスラがロングアイランドに設置した「大きな増幅変圧器」は、地球自体との共振周波数を達成し、自然エネルギーを増幅しました。彼の計画は、**地球上のどこでも利用可能なグローバルエネルギーシステム**を構築することでした。

しかし、資金提供者であるJPモルガンが、「それではメーターをつけられないじゃないか」と言って、このアイデアを却下したことは有名な話です。そして、この発言がテスラのキャリアを事実上終わらせてしまいました。エネルギーを支配する財界勢力は、全人類にエネルギーを公平に届けることを目指すのではなく、利益の追求にのみ焦点を当てていた

のです。

　テスラの『宇宙の秘密はエネルギー、周波数、振動にある』という信念は、高電圧システムが、物理学者カシミール博士が後に「ゼロポイントエネルギー場」と呼んだものを活用する可能性を示しています。このエネルギー場は、量子真空、エーテル、またはディラックの海とも呼ばれ、理論上は「私たちの周囲にある無限のエネルギー源」として考えられています。しかし、この現象を研究する研究者たちは、既得権益層からの強い抵抗に直面しています。

　フリーエネルギーデバイスは、経済および政治権力の根幹を揺るがす存在です。それらは中央集権的なエネルギーシステムを時代遅れにし、個人やコミュニティがエネルギーを自給自足できるようにする可能性を秘めています。しかし、オーバーユニティ技術は、国家安全保障命令による特許の封鎖や、露骨な押収といったさまざまな形で抑圧されてきました。

　1971年に作成されたリストには、「国家安全保障命令」の名のもとに封印された5,000件以上の特許が記載されていて、その中には超高効率のソーラーパネルも含まれていました。これらの特許が封印されたのは、国家の安全保障を脅かすからではなく、化石燃料やエネルギー業界の経済的利益を脅かすからです。

　物理学者で元特許審査官のトム・マローン博士は、1980年代から1990年代にかけて、有望なエネルギー技術が棚上げされるのを目の当たりにしました。彼は最終的にこの慣行を内部告発しましたが、ただ職を失っただけで終わりました。マローン博士によれば、特許庁では既存のエネルギーの枠組みを脅かす発明を抑圧することが常態化しています。軍事機

関、企業の利害関係者、諜報機関が連携して、革新的な技術が世に出ることを阻止しているのです。

技術抑圧の歴史と発明家たちの闘い

　50キロワットのフリーエネルギーを生み出す装置を開発したT・ヘンリー・モレイのような発明家たちは、嫌がらせ、暗殺未遂、そして経済的破綻に直面しました。多くの有望な発明家たちは「クレイジー・インベンター・シンドローム（狂った発明家症候群）」と呼ばれる現象の犠牲となります。自分の発見が投資家を引き寄せ、世界を変えると信じ込む一方で、敵対する強大な勢力の存在に気づかないのです。発明家自身の秘密主義と疑心暗鬼が、不審な死とともに発明そのものが永遠に失われる結果を招いています。

　メディアもまた、エネルギー革新を抑圧する上で重要な役割を果たしています。諜報機関の高官には、記事を葬り、有望な技術が公開されないようにする力があります。こうした「ウェットワーク（法外な抑圧）」には、脅迫、家族に対する嫌がらせ、さらには暗殺さえもが含まれます。

　たとえば、ニコラ・テスラの死後、FBIは彼の革命的なエネルギーシステムの設計図を含むすべての文書を押収しました。これは作り話ではありません。公式文書には、テスラの死後すぐに国防総省が彼の資料へのアクセスを要求したことが記録されているのです。

　ユージン・マローブ博士は、ハーバード大学とマサチューセッツ工科大学（MIT）で教育を受けた物理学者で、MITの冷核融合再現実験における不正を発見した後、冷核融合の

熱心な支持者となりました。冷核融合が意図的に失墜させられたのは、化石燃料経済を維持するためだったと信じていたのです。2004年、マローブ博士が暴行を受けて死亡するという悲劇が起きましたが、この事件は彼の研究と関連していると多くの人々が疑っています。

亡くなるまでの数年間、マローブ博士は発明家たちに、抑圧を防ぐために発見をオープンソース化（技術を誰でも使えるよう公開すること）するよう説得を試みていましたが、成功には至りませんでした。彼は、情報を広く公開することで、科学界がその発見を再現し、検証できるようになり、企業による抑圧を回避できると主張していたのです。

水で走る車：もうひとつの例は、スタンリー・マイヤーの「水で走る車」です。マイヤーは、水をリアルタイムで水素燃料に変える技術を使い、車を動かせることを証明しました。彼の試作品は、フォルクスワーゲン・ビートルのエンジンを改造して作られたものでした。しかし、彼は特許が盗まれるのを恐れて、この技術の詳細を完全には公開しませんでした。その後、彼は毒殺され、研究はガレージから盗まれてしまいました。

フロリダ州の他の技術者たちも、従来の内燃機関（ガソリンエンジン）を改良して、ほぼ水だけで動き、少量のガソリンで補助する仕組みの試作品をテストしていました。こういったエネルギー世界でのブレイクスルー（大躍進）は、自然界の仕組みをまねたものが多いのです。これらのエンジンは、「微小な電荷クラスタ」を使って水を変換します。水燃料エンジン内のこれらの微小な電荷クラスターは、ゼロポイント

エネルギー場を活用したとされる「ボールライトニング（球状の稲妻）現象」を思い起こさせます。

　オープンソース化こそが、情報と発明家を守る鍵です！このような技術が抑圧されないようにするには、オープンソースでライブ配信される研究開発ラボが必要です。これらのラボでは、すべての研究データと結果を一般に自由に公開することで、技術の抑圧をほぼ不可能にします。こうすることで、ゼロポイントエネルギーが世界中で利用可能となり、エリートたちの支配を打ち破ることができるでしょう。

　人類がいまだに時代遅れのエネルギーシステムや技術に依存している現状は、「失われた世紀」の規模を如実に示しています。巨額の資金が「ブラックバジェットプログラム（政府の機密予算）」に使われ、開発された技術は一般に公開されることなく、軍や企業のエリートたちだけが利用しています。
　目撃者たちは、これらの技術が航空機や宇宙船に応用されているのを見たと報告しています。これらは秘密の場所で展開され、通常の航空機では再現できない特殊な動きがおこなえることで知られています。しかし、これらのプログラムが機密扱いであるため、一般市民はその存在すら知らないままです。

フリーエネルギーで広がる未来の可能性

　ゼロポイントエネルギーは、隠されてきた技術のひとつに

すぎません。反重力技術、先進的な推進システム、そして治療法なども、同様に何十年にもわたって隠されています。技術の抑圧は、現代生活のあらゆる側面に影響を及ぼしています。エリートたちの影響力によって、どんなに小さな技術改善であったとしても、既存の産業に脅威を与える可能性がある場合には抑え込まれます。ニセ情報キャンペーン、脅迫、そして真実を明らかにしようとする人々に対する執拗な妨害を通じて、これらの欺瞞は維持されているのです。

　先進的なエネルギーシステムから医療の技術革新に至るまで、これらの抑圧された技術は、人類を豊かで持続可能な未来へと導く可能性を秘めています。しかし、この未来を実現するには、透明性、大衆からの支持、そして現状に挑む集団的な意志が必要です。

　フリーエネルギーが持つ潜在的な影響力は、単に電気代を下げたり、ガソリンを使わずに車を動かしたりすることをはるかに超えています。エネルギーコストが事実上ゼロの世界では、多くの根本的な課題が解決可能になります。たとえば、海水を淡水化して干ばつを終わらせたり、汚染された空気を浄化したりすることが現実になり、持続可能となります。無限のクリーンエネルギーがあれば、新たな可能性が次々と広がります。

　利益が患者よりも優先されるようなことがなくなれば、医療もまた一夜にして変化するでしょう。古代のヒーリングエネルギーや周波数の技術が誰でも学べるようになります。そして、清潔で豊富で栄養価の高い食料が、誰にでも、どこにでも生産・輸送される未来が実現するかもしれません。

110

古代メガリスや文献に隠されたソルフェジオ周波数の謎

特定の周波数を砂や水に適用したときに生じる予測可能なサイマティック・パターン（波動による形状パターン）のことは、すでに述べました。古代の文化にもまた、これらの周波数を理解していなければ、正確に描写することなど不可能だったはずのものが存在します。

ソルフェジオ周波数は、純粋な音階の一連の音で、深い癒しや精神的な特性を持つとされ、古代のメガリス構造や神聖な文献の中にその存在を探る研究者たちを魅了しています。**これらの周波数は、振動による癒しや意識の向上に影響を与えるのです。**

興味深いことに、これらの周波数は、ピラミッドやストーンサークル、メガリス神殿といった古代の記念建造物の設計に巧妙に組み込まれていました。これらの構造物の多くは、ソルフェジオ音階と一致する共鳴特性を持っています。古代文明は、音を利用して霊的な調和を実現し、病気を癒し、現代科学がようやく探求し始めた方法でエネルギーをコントロールしていたのです。

ヴェーダや聖書、エジプトの象形文字や彫刻といった神聖な書物にも、音の振動パターンが描かれています。古代の文化は、これらの周波数を物質世界と精神世界をつなぐ架け橋と見なし、それを建築やスピリチュアルな儀式に取り入れていました。

古代の遺物や文献に共通して見られるソルフェジオ周波数の存在は、音が物質や意識に及ぼす影響について、当時の人々が高度に理解していたことを物語っています。**古代文明とその振動エネルギーについて深く考えることは、癒しの手**

法を革命的に変えることでしょう。これらの周波数は、調和のとれたスピリチュアルな存在と再びつながる鍵となるのです。その答えは、過去の「響き」の中に潜んでいます。

これらの失われた技術が、いまの私たちにもたらすものとはなんでしょう？

　もし、生活を維持するための毎日の重荷から解放されれば、人々はより自由に自己成長を追求できるようになるでしょう。新しい啓蒙の時代、そしてスピリチュアルな目覚めの時代が訪れるかもしれません。生活の基本的な必要を満たすためだけに費やしている膨大な時間とエネルギーのことを考えてみてください。もし、「社会の仕組みが人々を抑圧している状況」がなくなれば、どれほどの精神的、感情的ストレスが解消されるでしょうか？

　物事を軽々しく扱うつもりはありませんが、私は本気で『普通の人々は善良である』と信じています。もし邪魔されることなく、自由に人生や幸せを追求できるようになれば、多くの人々の人生が良くなるはずです。そして、経済的にも、精神的にも、肉体的にも、感情的にも、スピリチュアルな面でも豊かな人々が自然と集まり、コミュニティを形成していくと考えています。共通の目標を持つコミュニティは強力です。魂で結びついた正義のコミュニティには高次の力が宿り、どんなことだって達成できるはずです。

　最終的に、**未来への道筋のためには、社会全体の目覚めが必要です**。代替エネルギーや先進技術の抑圧が、人類や地球を犠牲にして、一部の権力を持つ集団の利益のためになされていることを、社会が認識しなければなりません。フリーエ

ネルギー、反重力技術、その他の隠された技術は、豊かさ、持続可能性、そして平和への道を提供します。この可能性を現実のものとするには、現状を維持している構造を解体することが求められます。

状況は切迫していて、変化への抵抗も非常に強力です。しかし、私は依然として楽観的であり、みんなの努力によって秘密の層が破られ、豊かさと自由の新しい時代を迎えられると信じています。「化石燃料と再生可能エネルギーの対立という架空の物語」に挑むことで、**第三の選択肢**──豊かさ、持続可能性、分散型エネルギーに基づいた新しいエネルギーの枠組み──への扉を開くことができるでしょう。

オープンソースによるエネルギー技術の可能性は、単なる技術革新にとどまりません。それは、人類が資源、権力、進歩とどのように向き合うかという**哲学的な意識の変化**をもたらします。エネルギーの管理を分散化させることで、個人やコミュニティは自主性を取り戻し、競争や不足ではなく、協力と持続可能性に基づいた社会を再構築できるのです。このパラダイムシフトは、長い間技術進歩の条件を支配してきた企業や政府機関といった伝統的な権力構造を根本から覆すことになるでしょう。

結論として、この「失われた世紀」は、少数の邪悪で利己的な人々の利益のために、多くの人々を犠牲にしてきた「壮大なビジョンの失敗」を象徴しています。しかし、それは同時にチャンスでもあります。隠されてきた知識や技術を取り戻すことで、人類はその未来を再構築し、**私たち人類全体の**

可能性を「最善の形で」反映した世界を創造するチャンスを手にするのです。

　——その世界とは、日常生活における競争や対立が一切なく、科学、神、教育、仕事、家族が調和し完璧に一致した世界です。

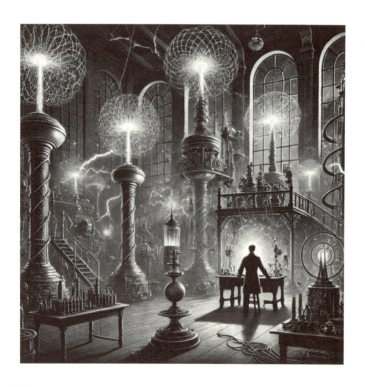

第5章

第5世代戦争の
マインドコントロール
兵器

5G、ナノテクノロジー、
プロジェクトブルービーム、
そして重金属

第三次世界大戦はすでに始まっていて、最初の数年間の戦いは「第5世代兵器（5GW）」によるものでした。この5GWの主な目的のひとつが『マインドコントロール（精神支配）』です。マインドコントロールに使用されるハイテクツールは数多くありますが、人々をコントロールするための最初のステップに、技術は全く必要ありません。**言葉が非常に強大な力を持ちます。**カインが弟のアベルを石で殺したのは、悪魔が言葉を使って彼の嫉妬心を煽ったからです。私たちは日々、言葉や感情によって操作されているのです。

　プロパガンダは、最もシンプルで効果的なマインドコントロールの手段のひとつです。しかし、プロパガンダに抵抗する人や、影響を受けない人々に対してはどうでしょうか？また、プロパガンダは予測できない結果をもたらすこともあります。そうなると、特定の結果を得るために、ターゲットをもっと正確に、予測可能な割合でコントロールしたいと考えるかもしれません。──このような状況でこそ、最先端のマインドコントロール技術がその力を発揮します。

マインドコントロールを可能にする最先端技術

　技術と心理学が交差する闇の中に、『おぞましい計画』があります。それは、人間の思考や行動に影響を与えるために、特定の周波数を意図的に使用するというものです。極低周波（ELF）や、5GやWi-Fiといった現代の超高周波技術は、精神支配のために設計された膨大な武器の一部です。

　これらの周波数を使えば、脳波（睡眠から集中力までを司る繊細な電気的リズム）を操作し、巧妙に調整することで、

暗示を受けやすい状態、不安になりやすい状態、従順な状態にすることができます。たとえば、リラクゼーションや催眠に関連する「シータ波」や、活発な思考に関連する「ベータ波」を標的にすることで、外部からの影響を受けやすい状態にするのです。

　５Ｇの導入が、これらの問題をさらに深刻化させました。従来の技術よりもはるかに高い GHz 帯の周波数で動作する５Ｇは、密集して建てられた５Ｇタワーのネットワークやミリ波技術を活用したインフラによって、『グローバルな制御網（社会を監視し操作するシステム）』として機能することを目的としています。５Ｇの前例のない帯域幅と低遅延性は、「サブリミナルメッセージ（潜在意識への暗示）」を埋め込んだり、「兵器化された周波数」を配備したりするための完璧な媒体となります。さらに、「マイクロ波聴覚効果（マイクロ波パルスを用いて人間の脳内に直接音を誘発する能力）」と組み合わせることで、**この技術は人類を強制的に従わせる支配の道具として機能します。**それはまた、思考パターンや行動に影響を与えるための大規模な指令を伝達することも可能にします。

答えは周波数の中に隠されている

　これらの計画は、歴史的に用いられてきた「人類の健康にかかわる周波数」とも結びついています。たとえば、『432Hzの周波数』は、宇宙の調和と一致する「自然な調律」とみなされていますが、現代の標準となっている『440Hz の周波数』は不協和音や不安を助長するとされています。

　５Ｇや Wi-Fi は、これらの自然な共鳴を意図的に乱し、微

妙な不安感を生み出す環境を作り出します。また、これらの周波数は特定の脳波状態と共鳴し、心理操作される可能性を高めます。さらに、気分や認知に影響を与えることが長年知られている「極低周波（ELF）」と組み合わせることで、この見えない周波数が奏でる交響曲は、人口管理のための陰湿な手段として機能するのです。

　私たちはいま、強大な権力を持つ組織や新技術の急速かつ不透明な発展に対して強い不信感を抱くべきです。それが妄想と見なされるか、あるいは先見性と見なされるかにかかわらず、その不信感が、「完全にネットワーク化された世界」の目に見えない影響について問い直すきっかけを、私たちに与えてくれるのです。

　人類は気づかない間に、思考や感情を形作る広大な計画に参加させられています。**答えは目に見える場所にはなく、日々私たちを取り巻いている「振動＝周波数」の中に隠されているのです。**

　悪魔的なほど巧妙なこれらの新しい兵器は、人々、さらには社会全体を監視しコントロールする能力を革命的に向上させました。それは、ナノテクノロジー、５Ｇ、脳スキャナー、プロパガンダ、食品・水・薬品に含まれる重金属などを AI で統合し活用したものです。エリートたちは、いまやこの「デジタルでできた拘束の鎖」を個人ごとにカスタマイズし、彼らが望むほぼすべての行動を強制することができます。この技術を用いて、彼らは何十年も前から感情を操作することが可能だったのです。

ワクチンによってさらに高まるマインドコントロールの効果

さて、想像してみてください。ある人物についてすべてを把握したうえで、AIを駆使して「個人に特化した支配戦略」を作り上げることが可能だとしたら？

——それは、特定の個人に合わせて完全にカスタマイズされたものです——。

その対象となるのは、ジャンクフードやワクチンによって、一生涯にわたって重金属を体内に蓄積し続けてきた人です。そのうえ、ナノテクノロジーや酸化グラフェンを含むコロナワクチンを何回か接種しています。そして、きっとレプリコンやサル痘ワクチンも打つつもりでしょう。——これらのすべてが、その人をよりコントロールしやすい状態にしていきます。

次に、ナノボットが血液中の重金属を利用して、「自己組織化する回路」および「自己複製する回路」を、体内のさまざまな器官内に構築し始めます。これらの回路は特定の目的に合わせてカスタマイズすることが可能です。また、mRNA薬は「特定の組織」に作用するよう改変できるため、脳、心臓、生殖器官——要するに、どの器官であっても標的にすることができるのです。

一度これらの標的となる器官が選ばれると、ナノボットはすぐに作業を開始します。そして、Bluetooth接続が可能な高度なコンピューター回路が構築されるのです。さらに、追加のブースターショット（ワクチン接種）によって、遺伝子レベルでエンコードされた新たな素材やソフトウェアアップデートを提供することもできます。

たとえば、ターゲットの出産能力をコントロールしたい場

合は、生殖器官内にある「回路」が活性化されます。これにより、精子と卵子の受精を阻害するために必要な電気化学的な作用やその他の周波数を生成することが可能になります。また、食品や薬品に含まれる他の化学物質を生殖器官に蓄積させることで、その人を永久的に不妊にすることも可能です。子どもを持ち家族を作るために、エリートたちの許可が必要となる可能性があるのです。

　この技術を用いれば、心臓の房室結節や脳内の血管を標的にすることも簡単にできます。世界の反対側にいながらボタンを押すだけで、心臓発作や脳卒中を引き起こすことが可能なのです。ちなみに、この技術はすでに実用化されています。

　おやおや、ネット上で何か議論を呼ぶような失礼な発言をしてしまったのですか？
　——はい、心臓発作ボタンを押されて「さようなら〜」です。

　効果的ではありますが、まだまだ粗削りな手段です。

マインドコントロールに必要なその他の要素
５Ｇ放射線：５Ｇの放射線は、より高い周波数で動作し、皮膚や組織の奥深くにまで浸透します。これにより、酸化ストレス、免疫系の抑制、神経障害といったさまざまな健康問題を引き起こします。これらの影響は、特にナノテクノロジーや重金属を含むワクチンと相互作用することでさらに強まります。
重金属：体内の重金属は５Ｇの周波数と共鳴し、アンテナの

ように機能して有害な影響を増幅させます。これにより、細胞間のコミュニケーションが妨げられ、DNA修復機能が干渉を受け、さらに深刻な神経障害を引き起こします。また、特定の周波数を使用することで、感情、行動、思考を操作し、あなたを操る「ご主人様」の望む方向に誘導することも可能です。

ポリソルベート80と血液脳関門：ポリソルベート80は、医薬品、ワクチン、食料品で一般的に使用される合成乳化剤で、血液脳関門（BBB）を開く作用があります。血液脳関門とは、血流から脳内に流れ込む物質を統制し、脳を毒素や病原体から守る役割を果たす細胞のバリア機能のことです。

　ポリソルベート80は、この重要な防御メカニズムを破壊し、有害物質が脳内に侵入することを可能にし、重金属やナノテクノロジーを脳に運び込む役割を果たします。この特性が、製薬会社やジャンクフード企業によって、脳のコントロールを強化する目的で悪用されています。すでに知られたこれらの作用は、特に脳を操作するために設計されたナノ粒子や他の薬剤と組み合わせて使用され、それにより、脳をコントロールする回路を構築したり、スナック食品への依存を促進したりすることも可能となっています。

　ワクチンや加工食品への日常的な接触を通じて、ポリソルベート80の摂取量は大幅に増加します。同時に、ポリソルベート80が脳内に侵入させる毒素や重金属の蓄積量も増加します。少量のポリソルベート80であっても、神経障害、自己免疫疾患、認知機能の低下をまねきます。そして当然のように、エリートたちは「消費者製品で使用されているレベルのポリソルベート80は安全である」と嘘をつくのです。

ポリソルベート80などの一般的な添加物が、特に健康リスクの高いグループに対して長期的に及ぼす有害な影響が明らかになってきています。また、食品、医薬品、消費者向け技術を意図的に兵器化しようとする医療科学の傾向を浮き彫りにしています。

DNAとデザイナーポイズン：「デザイナーポイズン（設計された毒物）」はいまや現実のものとなっています。人間の遺伝子情報のデータベースが拡大し続ける中で、これまで以上に多くのことが可能になりました。コロナワクチンもまた、実験室でおこなわれた過去最大規模の試みとして利用されま

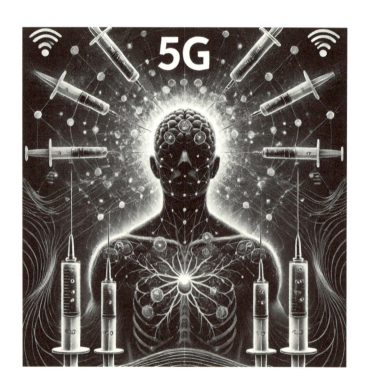

した。mRNA 技術と個人の遺伝情報を組み合わせることで、特定の遺伝子コードに特化した遺伝子組み換えウイルスへとカスタマイズすることが可能です。

いったんこれが細胞に送り込まれると、休眠状態となって特定の条件下で活性化するのを待つ状態となり、ナノテクノロジーとは無関係に（または連携して）機能する可能性があります。化学的なトリガー、自然なトリガー、または５Ｇを介して作動することもあるのです。この仕組みにより、エリートたちがあなたをコントロールしたり、周囲の人々とは異なる方法で殺害したりすることを可能にします。また、それらが偶然に、自然な原因で起こったかのように見せかけることもできるのです。

「脳の透明化」への備えはできていますか？

支配者たちは、ときにより洗練された手法を好みます。現在では、私たちの思考を読み取り、介入する技術が、巧妙かつ外科手術のような精密さで実現されています。2023年にスイス・ダボスで開催された世界経済フォーラム（WEF）の年次総会では、「マインドコントロール」技術がホットな話題となっていました。それは現在もそうです。その中でも私の目を引いたのが、「脳の透明化（ブレイン・トランスペアレンシー）」に関するプレゼンテーションでした。

これは基本的には、たとえば政府や雇用主が、最新の脳スキャナーやモニターを通じて、あなたの思考、感情、脳活動を完全に把握することを意味します。そして、そうです、これもまたすでに現実のものとなっています。これは一部の特

123

殊技術でも秘密の政府技術でもなく、Apple や Google とい
った主流企業が、あなたの知らない間に同意もなしに何年も
前から実施してきたことです。もっとも、誰も読まない「利
用規約」を同意とみなすのであれば別ですが——。

**まず、彼らが使用している技術について簡単に説明しましょ
う。**

　CIA や NSA と協力して、テクノロジー企業はスマートフ
ォン、イヤホン、ゲーム機器、コンピュータ、車、スマート
デバイス、テレビに、何代にもわたって進化を重ねた脳スキ
ャナーを組み込んできました。これらのスキャナーは、成長
を続ける AI 能力と組み合わさり、データの予測や思考の読
み取りに役立つパターンに変換します。つまり、彼らはあな
たのすべてを把握しているのです。そして次のステップは、
リアルタイムでの完全な監視とコントロールを実現すること
です。

　ある軍事請負業者に勤める電気技師の友人が、自宅のプリ
ンターを通じて中国のエージェントにハッキングされました。
最近の冷蔵庫、ストーブ、洗濯機や乾燥機のほとんどは、
Wi-Fi や Bluetooth 接続を備えています。奇妙な中国製の掃
除機が、Wi-Fi 接続機能を通してデータ送信しているのを見
たことさえあります。その結果、彼の会社では誰も在宅勤務
ができなくなりました。たとえ秘密文書を持っていなくても、
あなたは監視され、見張られ、研究され、分類されているの
です。

では、これらの技術を使って具体的に何ができるのでしょう

124

第5章　第5世代戦争のマインドコントロール兵器

か？

　ほとんどのデバイスはマルチタスク機能を持っています。たとえば、多くの Wi-Fi ルーターが、カメラを使わずに「あなたを見る」ことができ、家の中であなたがどこにいて何をしているのかを正確に把握する能力を備えています。多くのインターネットプロバイダーが「ホームセキュリティ」パッケージを何年も前から提供しているのはそのためです。

　これは、家庭内の複数のルーターを使用して、すべての部屋を電磁波（EMF）信号で覆うことで機能します。これらの信号が跳ね返って戻る様子をルーター内のセンサーが読み取るのです。人が動くと、Wi-Fi 信号が乱れ、特定の干渉パターンが生じます。この信号の変化を分析することでシステムは、動き、位置、さらには特定のジェスチャーさえも検出することが可能になります。

　　あるコメディアンがこんな冗談を言っていました――『最近、電化製品に心から優しく接しているんだ。AI ロボットが支配するようになったとき、殺さずにいてくれるかもしれないから』

Wi-Fi センシングの主要技術

RF センシング（Radio Frequency Sensing）：RF センシングを備えた Wi-Fi ルーターは、信号が物体や人に反射・吸収されたりする様子を解析することができます。これらの変化を測定することで、システムは家庭内の人の位置を特定することができます。また、AI システムを使用することで、食

125

事をしている、座っている、立っている、歩いているなど、異なる動きを判別することも可能です。

MIMO（Multiple Input, Multiple Output）技術：MIMO 技術は、複数のアンテナを使用することで、Wi-Fi ベースのセンシングの精度を高めます。この技術により、ルーターは動いている物体との相互作用による信号の位相や振幅の変化の詳細な情報を収集し、人の正確な位置、姿勢や体型さえも把握することが可能になります。

機械学習アルゴリズム：Wi-Fi 信号から得られるデータを解析する上で、機械学習アルゴリズムは重要な役割を果たします。アルゴリズムを訓練して、さまざまな動きや形状に関連するパターンを認識できるようにすることで、Wi-Fi システムは特定の動作、ジェスチャー、場所を時間とともに正確に特定することが可能になります。

その他のデバイス：あなたの持っているスマートフォン、スマートウォッチ、テレビなどにも、すべてカメラが搭載されています。当然これらのカメラが適切な方向に向いているときは、さまざまな有用なデータを記録しています。また、これらのデバイスには Bluetooth、Wi-Fi、５Ｇの接続機能が備わっていて、映像だけでなく、動き、位置、心拍数、体温、呼吸の状態、声のトーン（話し方や感情）まで感知します。

そして、そうです、これらのデバイスは、コロナワクチン接種によって体内に埋め込まれたナノ回路とも接続可能なのです。実際、私自身の患者たちで、この現象を目の当たりにしています。

進化した脳センサー：さて、次にイヤホンやスマートフォンに搭載された特別な脳センサーについて話しましょう。これ

らは特に恐ろしいものです。この10年で、脳波を受信して読み取る能力は飛躍的に進化しています。かつては大きくてかさばるヘルメットやヘッドギア装置が必要でしたが、いまでは小型で目立たないイヤホンやスマートフォンだけで十分です。

　ここで再びAIが、この増加したデータ収集を有効に活用する中心的な役割を果たしています。AIを訓練して十分なパターンを認識できるようにしたことで、私たちの思考や感情を割り出すことが可能になりました。これを完全なデジタルファイルと組み合わせることで、AIは私たちが選んだ新しい暗証番号さえも予測することができます。この技術はまだまだ完璧ではありませんが、驚くほど正確です。

ダボス会議と脳の透明性に話を戻しましょう

　興味深いことに、エリートたちの意図を私たちが推測する必要はほぼ皆無です。彼らはしばしば、自分たちが何をしようとしているのかを正直に話してくれるからです。デューク大学のニタ・ファラハニー教授は、彼らがこの「脳読み取り技術」をどのように利用しようとしているのかを非常に鮮明に描写しています。彼女は、この技術を受け入れず、厳しい政府規制を認めない場合に起こり得る「甚だしいプライバシー侵害」のことを巧みに説明しています。

　もちろん、彼女はこれを「良いこと」として売り込み、それが権利とプライバシーを守るものだと主張していますが、これはジョージ・オーウェルの『1984年』に登場する『すべてを見通す目』のようなディストピア的道具であることは明らかです。彼女が警告する内容が、まさにエリートたちが

これをどのように利用しようとしているかを示しています。

ファラハニー教授は、脳波データがプレイリストを動かすだけでなく、日々の生活や仕事にも影響を与える近未来のビジョンから話し始めます。——「想像してみてください。脳波データをメールのようにスクロールして、ストレスのピークを見つけたり、異常な睡眠パターンについて脳波信号を医者に送ったりする未来を」。これはもはや SF ではありません。「すでに到来している未来なのです」。

脳の活動はいまや、かつては想像もできなかった方法で解読できるようになっています。人工知能が脳波のパターンを分析し、思考や感情を解釈できるからです。たとえば、集中しているのか、それとも注意散漫になっているのかを検知するイヤホンなどがあります。**すでに、世界中で5000社以上の企業が、従業員の脳波活動を監視し、疲労レベルを評価しています。**ファラハニー教授は、これらの技術が安全性を向上させる可能性があることを指摘しています。

しかし、彼らは他に何を監視しようとしているのでしょうか？——たとえば、ある従業員の脳モニターが、彼が同僚に対して好意を抱いていることを上司に通知します。また別の従業員の目の動きや脳活動が、仕事に集中していないことを示します。

あるシナリオでは、あなたの同僚のひとりが大規模な詐欺行為に関与し、その共犯者を探している状況です。政府は、電子メール、テキストメッセージ、GPS 位置データに加え、過去 1 年間の従業員の脳波データの開示を要求しました。彼が一緒に働いていた人々の間で一致した脳波のパターンを探しているのです。

あなたは犯罪には無関係だと自分では知っていますが、実はその同僚と新しいスタートアップ事業を秘密裏に進めていました。その結果、あなたの不安感が急上昇し、それが疑念を呼び込むことになります。あなたは無実ですが、データが誤解される可能性があるのです。

――**このような未来に備えていますか？**

では、もし政府、企業、そして悪人が同一の存在だったらどうなるのでしょう？――もし、このような綿密なデータが悪用されれば、それはこれまで導入された中で最も抑圧的な

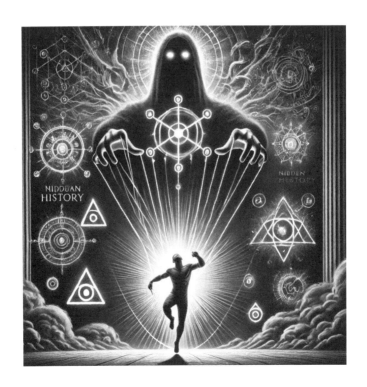

技術になる可能性があります。私たちの思考はプライベートなままであるべきであり、この種の技術で勝手に共有されるべきではありません。

ファラハニー教授は、「認知の自由（cognitive liberty）」に関する法律を制定し、不本意な精神監視から私たちを守るべきだと提言しています。しかし同時に、彼女は「ビッグブラザー」を現実のものにする技術を受け入れるよう勧めています。——それは罠です。

『1984』は、ジョージ・オーウェルによって描かれた、暗く抑圧的な全体主義社会を舞台とした小説です。この社会は、「ビッグ・ブラザー」という全能の象徴に率いられた「党」によって統治されています。「党」は生活のあらゆる側面、さらには思考や行動、現実そのものをも完全に支配しています。監視は常におこなわれており、「思想警察」が反体制的な考えを持つ者を罰します。

主人公のウィンストン・スミスは「真理省」に勤務し、歴史記録を党のプロパガンダに合わせて改ざんする仕事をしています。彼はこの社会に閉じ込められていると感じ、「党」に疑問を抱き始めます。そして、自由を求め、禁じられた恋愛関係を始め、さらに抵抗組織に参加します。しかし、彼は最終的に捕まり、拷問を受け、自分が大切にしていたすべてを裏切ることを余儀なくされます。

物語は暗い結末を迎えます。ウィンストンは最終的に「党」の支配に屈服するのです。オーウェルが全体主義社会における個人の自由の喪失について警鐘を鳴らした作品となっています。

MK-Ultra：CIA の極秘プログラム

MK-Ultra（MK ウルトラ）は、1950年代から1960年代にかけて CIA が実施した極秘プログラムで、薬物、催眠術、その他の方法を用いて、マインドコントロールや心理操作の可能性を調査するために公式に承認されたものでした。その目的は、人間の行動に影響を与えたりコントロールしたりする方法を探ることにありました。極めて非倫理的な手法や監督の欠如、そして被験者が知らないうちに実験の対象とされた点から、CIA の歴史の中で最も議論を呼んだプロジェクトのひとつとなりました。そして、このプログラムは、後におこなわれたすべてのマインドコントロールを目的としたプログラムの土台となったのです。

起源と発展：MK-Ultra は、1953年に当時の CIA 長官アレン・ダレスの指示のもと開始されました。これは、ソ連、中国、北朝鮮がマインドコントロール技術を開発している可能性があるとの報告に影響を受けたものです。冷戦時代のスパイ活動の中で、CIA はマインドコントロールに対抗する方法、あるいはそれを活用する手段の開発を目指していたのです。プログラムの責任者には化学者のシドニー・ゴットリーブ博士が任命され、**人間の精神を崩壊させ、コントロールする方法**を見つけるための実験を監督しました。

　プログラムは極秘裏に進行し、大学、病院、刑務所、孤児院、軍事施設といった多くの施設で実験がおこなわれました。これらの研究は、合法的な研究を装っておこなわれることもあり、被験者はしばしば、CIA による実験の対象であること

を知らされていませんでした。

使用された方法と応用

1．向精神薬の投与：

CIA は被験者に、LSD などの薬物をときに本人に知らせないまま投与し、行動、認知、気分への影響を研究しました。また、これらの薬物がマインドコントロールや尋問に利用できるかどうかテストしました。

2．催眠術と心理的拷問：

催眠術を使って行動に影響を与え、暗示にかかりやすい状態にする方法を探りました。また、心理的ストレス、隔離、食事や睡眠を奪う手段などを用いて、どうすれば個人を精神的に崩壊させ、従順にさせることができるかテストしました。

3．感覚遮断と隔離：

感覚を遮断したり、長時間の孤立状態を強要することで、被験者の精神状態を変化させ、より暗示を受けやすい状態や、支配されやすい状態にしました。

4．電気ショック療法：

電気ショックを与えることで、精神状態を変化させたり、記憶喪失を引き起こしたりし、「記憶の消去」や「人格の改造」を目指しました。

5．ラジオ波と電磁周波数：

さまざまな周波数を使用して、脳波、感情、思考、臓器の機能に影響を与える実験もおこなわれました。

MK-Ultra の存在が明るみに出たのは1975年、アメリカ上院の調査がおこなわれ、CIA の機密活動の詳細が暴露された

ときでした。その後、1977年にはさらに多くの証拠が発見され、MK-Ultra が広範な人権侵害を引き起こしていたことが判明しました。多くの実験が被験者の同意を得ないまま実施され、一部の参加者は長期にわたる心理的または身体的な被害を受けていました。特に悪名高いのは、精神疾患患者に対して同意なしに、高出力の電気ショックや感覚遮断などの極端な手段を用いた「ユエン・キャメロン博士による実験」です。

MK-Ultra をめぐる論争は、CIA が1973年にプログラムに関する記録を破棄したと主張したことで激化しました。この行為により、実験の規模や影響を完全に把握することが妨げられてしまったのです。記録が残っていないことが国民の疑念を深め、MK-Ultra の生存者やその家族はその後、実験による被害に対する正義を求めて政府を相手に訴訟を起こしています。

秘密裏に引き継がれ進化を続ける MK-Ultra

CIA やその他の諜報機関は、いまもなお秘密裏に同様の実験を続けています。MK-Ultra プログラムは形を変え、サブリミナルメッセージ、メディア、5G、指向性エネルギー兵器、ナノテクノロジーなどの高度な技術を通じて、人々を操作する現代的な取り組みに発展しました。マインドコントロールを目的とした薬物は、食品添加物や医薬品を通じてもたらされています。

こういった後続プログラムのひとつが、ある患者の証言によって明らかになりました。彼は幼少期に祖父によって実験に強制的に参加させられたのです。その祖父はエリートたち

の中でも非常に影響力のある指導者でした。もしこの本にもっとスペースがあれば、彼のすべての話をお伝えしたかったのにと思います。

エリートたちは、さまざまな形のマインドコントロールを利用して、大衆の行動に影響を与えたり、個人をコントロールしたり、さらには特定の人物を暴力的または非合理的な行動を取るように「プログラム」することさえあります。このような現象は、高い注目を集める暴力事件を起こした人や、説明のつかない行動の変化を示す人によく見られます。たとえば、ジョン・F・ケネディ大統領の暗殺を実行したとされるリー・ハーヴェイ・オズワルドについて、長い間このような噂が囁かれています。おそらく、これらの封印された記録も、近いうちに明るみに出る日が来るでしょう。

MK-Ultra は暗い遺産を残し、実験研究における政府権力の暴走がもたらす倫理的な危険性を浮き彫りにしました。公式にはこのプログラムは1970年代初頭に終了したとされていますが、実際には名称を変え、場所を移して継続されていました。その影響は、大衆の認識、政府の透明性、そして生命倫理にいまもなお及んでいます。

MK-Ultra の存在はいまでも、説明責任の重要性、研究における厳格な倫理基準の必要性、そして監視なしに組織が運営されるときに起こりうる結果を思い起こさせます。何よりも、このプログラムは「**政府を無条件に信用するべきではない**」という教訓でもあるのです。

プロジェクト・ブルービーム：偽の黙示録

　プロジェクト・ブルービームは、NASAによって、他の強大な勢力のために開発されたものです。その隠された目的は、世界規模の宗教的または宇宙人に関連する現象を再現し、混乱を引き起こすことです。これにより生存への切実な願望が生まれ、世界は中央集権化された政府、いわゆる「**新世界秩序**」のもとで統一されることになります。

　プロジェクト・ブルービームが初めて注目を集めたのは1990年代のことで、カナダの調査ジャーナリスト、セルジュ・モナストが1994年に著書『Project Blue Beam（NASA）』を発表したときでした。この中でモナストは、宗教的信念を揺るがし、大衆の混乱を生み出し、最終的に新しい宗教のもとでの「ひとつの世界政府」を樹立するという複雑な計画を明るみにしました。**NASAと国連は、マインドコントロール技術と大規模なホログラフィック映像を利用して、人々を欺き、新しい権威主義的秩序を受け入れさせようとしているのです。**

　脳の中に、宗教的および霊的な感情を司る部位が発見されたいま、この部分を操作する薬を作ることが可能となりました。ビル・ゲイツがアメリカ国防総省に「ワクチンを使えばイスラム過激派を根絶できる」と提案したことを覚えていますか？　その逆もまたしかりで、薬物を使えば、偽のスピリチュアルな現象を演出したり、偽の神様を信じさせたりできるでしょう。

　私は、コロナワクチンの被害を訴える患者を数多く診てき

ましたが、その中には、接種後に「内面的に死んだように感じる」と話す人もいました。「魂を奪われた」と言っていた人もいます。彼らは、もはや喜びや愛、幸福感を感じられなくなってしまっています。このように「霊的な感情」や「魂の感覚」を失わせることができるなら、逆に人々に見せかけの現象を信じやすくすることだって十分可能なのです。

　プロジェクト・ブルービームが使用されるとき、それは入念に計画された一連の段階を経て展開され、いずれも大衆の信念を操作し、世界的な危機感を煽るよう設計されています。第三段階はすでに完全な試験モードに入っています。「マイ

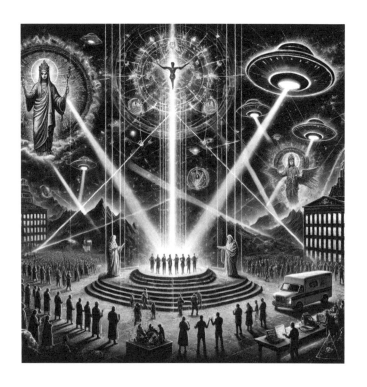

ンドコントロール」と「思考操作」です。５Ｇ、スマートフォン、その他の脳内に接続されたナノ回路を活用し、頭の中で直接メッセージが聞こえたかのような感覚を与えます。頭の中の声は本物のように感じられ、自分の考えのように思えるのです。この技術を使えば幻覚を引き起こすこともできます。

反キリストと獣の刻印

さて、これまでに登場したさまざまな技術や手法を、世界中の人々に対して一斉に、そして容赦なく使用してみるとしましょう。プロジェクト・ブルービームのようなシナリオが展開されるだけでなく、そこにほぼ現実に近い要素まで加わったらと想像してください。古代の予言が、単なる昔の書物の中の言葉ではなかったとしたら？ それらの予言が、実際に未来に起こる出来事への警告だったとしたら？──私は、少なくともその可能性を考えてみる価値はあると思います。エリートたちが壮大な出来事を偽造しようとするにせよ、それが現実であるにせよ、いざというときのための準備をしておくことは決して損にはなりません。

では、これらの古代の予言には何が書かれているのでしょうか？──多くの予言が、「**反キリスト**」が現れると語っています。反キリストの到来は、大きな苦難の時代の中で起こり、その時期は、キリストの誕生からおよそ2000年後とされています。また、それはキリストが勝利の帰還を果たす直前だとも言われています。

最初、反キリストは救世主のように見えるでしょう。彼は

ディープステートの闇を暴き、悪しきエリートたちをすべて排除します。そして秩序を回復しますが、それは非常に厳格な秩序です。そして彼は人々に、自分を唯一の神として崇拝し、キリストを否定するよう要求するのです。

反キリストは悪魔そのものではありませんが、悪魔と手を組む存在です。そして、あなたは「獣の刻印」を手や額に受けることを求められます。この刻印がなければ、物を買ったり売ったりすることができません。言い換えれば、この刻印を受け入れない限り、新しい社会に参加することができないのです。

この社会の外では、「準備不足」によって多くの人々が命を落とすでしょう。この刻印を受け入れることは、魂を失うことを意味します。この刻印を受け入れるように迫る圧力は非常に強大なものとなるため、**あなたの心と魂が強くなければ乗り越えることはできません。**――もしこれが本当に起こったら、あなたは何を選択しますか？

未来を見据え、それに備える一環として、「あなたが仕えるべき存在」について考えなければなりません。今日、その存在を選んでください。そして武士道のように、忠実に仕える覚悟を持ち、すべてを捧げる用意をしてください。私と私の家族に関して言えば、神様に仕える道を選びます。

もし、あなたがコロナに関する嘘に屈してしまったのであれば、いまこそ名誉を取り戻すときです。もし、あなたがここまでその嘘や技術的な操作に惑わされずに生き抜いてきたなら、称賛に値します。それは非常に強い内面の力がなければ乗り越えられないことです。あなたは高潔で偉大な存在のひとりです。その名誉を守り続けてください。

第6章

エリートによる
究極の支配計画

グレートリセット
―隠された闇の
アジェンダを暴く

舞台は整いました。いわゆる「エリートたち」——世界中の資源をほぼ独占している超富裕層の小さなグループ——は、**人類の生活すべてを完全に支配する**という**究極の目標**に向けて、何十年にもわたって慎重かつ計画的に動いてきました。彼らの戦略とは何でしょうか？

　それは複数の名前を持つ邪悪な世界規模のアジェンダですが、その目的はたったひとつです。あなたも「グレートリセット」や「2030アジェンダ」という名前を耳にしたことがあるかもしれません。これらは単なる「持続可能な未来」を目指す取り組みではなく、個人の自由を奪い、資源を支配し、最終的には巧妙な手段で世界の人口を減らすという、巧みに隠された陰謀なのです。

　世界は、もはや陰謀論をはるかに超えた**「陰謀が溢れる現実」**となり、私たちはその中に首までどっぷりと浸かっています。この計画の断片はすでに目の前に明らかにされていますが、それでも人々は、その計画に必要とされる力や影響力、適用力、そして邪悪さを想像することができずに、これらを軽く考えています。

　しかし、私たちは起きていることを無視することはできません。なぜなら、もし彼らの計画が成功すれば、私たちは自主性、プライバシー、さらには自己決定権までもが「失われた時代の遺物」となった世界に生きることになります。何十年もかけて練られた計画は、早ければ2030年までの完全実行に向けて進められているのです。

アジェンダ2030：グローバル支配のための青写真

　アジェンダ21やコロナ騒動といった過去の計画が、エリートたちにとって完全な成功を収めたことで、今後の計画についても楽観的でいられる理由を彼らはたくさん持っています。その次なる主要な計画はすでに本格的に動き出しています——2030アジェンダです。

　この企みの中心には、国連が掲げる『持続可能な開発目標（SDGs）』というプログラムがあります。2030アジェンダは貧困の撲滅、地球の保護、繁栄の実現を約束しています。しかし、その仮面を剝いでみると、はるかに暗い社会のビジョンが浮かび上がります。

　国連と2030アジェンダは、常にグローバル支配のためのトロイの木馬であり続けてきました。その原則は「平等」や「持続可能性」といった魅力的な言葉で包み込まれていますが、最終的にはエリートたちによって操られる官僚に権力を集中させる仕組みです。掲げられた「17のゴール」のそれぞれは、一見すると無害——あるいはむしろポジティブ——に聞こえるかもしれません。**しかし、注意深く見てみると、それぞれの目標の裏には制限、監視、支配の糸が絡みついていることがわかります。**——たとえば：

目標1：貧困をなくそう

　高尚な目標に聞こえますが、政府や中央集権的な機関が資源へのアクセスをコントロールし、「**何が十分か**」をあなたの代わりに決定する世界を想像してください。どんなに一生

懸命働こうと、どれほどスキルがあろうと、彼らはあなたが稼いだものを取り上げ、それを他の誰かに渡すのです。そして、権力を握る者たちは、欲しいものをあなたから好きなだけ奪うことができます。「あなたは何も所有しなくても、幸せになれるでしょう」と彼らは言います。それが始まりなのです。

　これは持続可能ではないため、次の段階が始まります。**「すべての貧困をなくす」は、貧しい人々を全員排除してしまえばいいという考えに基づいているのです。**このようなことがまだ信じられないのであれば、目を覚まさなければなりません。彼らはすでにそれを実行しているのです。

目標12：責任ある消費と生産

　これは、さらに踏み込んだ目標です。**エネルギーから食料に至るまで、あなたがどれだけ消費して良いかを彼らが決めるのです。**たとえば、食料品を購入しようとしたとき、AIレジがあなたの口座にアクセスし、すでに肉や魚の割り当て量を超えていると判断した場合、購入を拒否されるというシナリオを想像してください。彼らはあなたに肉を食べるのをやめるよう求め、代わりに昆虫を消費することを強制するかもしれません。

　これもまた、現在進行中の現実です。アメリカを含む多くの国では、消費者に適切に知らせることなく、昆虫タンパク質を他の製品に混ぜ込むことが合法とされています。誤解しないでください──もし昆虫を食べたいならどうぞお好きに。しかし、他の人にそのような生活を強制しようとしないでください。

142

こういったタイプの制限（たとえば旅行許可のようなもの）は、「社会信用スコア」や「ビッグブラザー」のような監視システムを通じて、中国ですでに実施されています。最終的な結果として生まれるのは、均質化されたグローバル社会であり、一般市民の意見が一切反映されない、独裁者によってコントロールされる世界です。

　これらの目標は単なる理想ではありません——**「改善のため」として偽装された強制命令なのです**。そしてそのすべては、大衆を中央集権的に支配するためのものであり、あなた——そして私を、機械の中の単なる歯車の一部に過ぎない存在にするためなのです。

15分都市：デジタルの監獄

　次にやってくるのは「スマートシティ（15分都市）」というアイデアです。「排出量削減」や「住みやすい、歩ける街づくり」という名目のもと、都市は、**自宅から徒歩または自転車で15分以内の場所にすべての必要なサービスが揃う「自己完結型のゾーン」**に再編されます。これを便利だと描いていますが——実際、東京や香港のような主要都市では、すでにある程度実現されています。

　もしこのような生活を選びたい人がいるのなら、それは構いません。しかし、人々に強制するとなると非常に大きな問題です。正直に言いましょう——**スマートシティは、美しい外見をした監獄にすぎません**。一度これが確立されると、15分の区域を出るには特別な許可が必要になるのです。

　仕事や家族の緊急事態で15分ゾーンを離れようとしても、デジタル許可証や「緊急ロックダウン」のアラートによって

止められてしまうシナリオを想像してください。設計上、スマートシティは移動を制限し、住民が指定された区域を離れることをますます難しくします。**「住む」「働く」「遊ぶ」をこの狭い区域内で完結させることが当然とされるのです。**区域外への移動は厳しく監視され、場合によっては完全に制限される可能性があります。

コロナのロックダウンは、これから起こることの予兆にすぎませんでした。彼らは、「健康や気候の緊急事態」という名目のもとで、移動の制限、集会の禁止、さらには夜間外出禁止令まで正当化するでしょう。

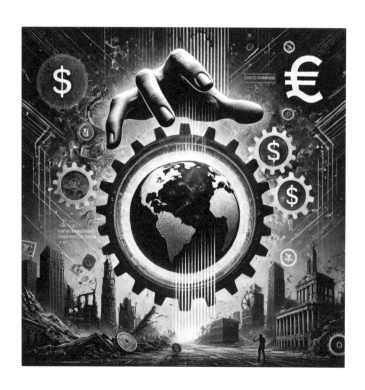

何も持たなくても、幸せになれる──究極の自由の喪失

　これもまた彼らの計画の別の邪悪な部分です。「あなたは何も所有しなくても、幸せになれるでしょう」──これはクラウス・シュワブ氏と世界経済フォーラムに関連付けられた悪名高いスローガンです。

　何も所有していない世界を想像してみてください──家も、車も、価値のある個人的な持ち物も一切ありません。これは、利便性を装った名目のもとでグローバリストたちが構築している現実です。平均的な人々は賃貸の小さな住居に住み、必要なものはすべてレンタルサービスで利用することになります。衣類、家庭用品、交通手段──それらすべてをオンデマンドで借りることができ、「デジタルウォレット」に紐付けられる形で提供されます。そしてそのデジタルウォレットは、彼らによって完全に管理されるのです。

　この「ユートピア」では、エリートたちがすべてを所有し、個人の自由の痕跡さえ完全に消し去られます。すべてが貸与され、管理され、監視される中では、個人の主権が存在する余地はありません。それは「現代版の封建制度」であり、私たちはその中の農民にすぎないのです。

昆虫と偽肉：新世界秩序のための新しい食事

　そうです、彼らはついに、私たちが食べるものにまで支配の手を伸ばそうとしています。肉、卵、乳製品──これらはすべて「持続可能ではない」または「地球に有害なもの」として標的にされています。その代わりに、グローバリスタ

ちは昆虫や人工肉を中心とした新しい食生活を推進しています。これらはすべて、彼らの中央集権化された企業によって生産・配布されるものです。

コオロギ、ミールワーム、培養肉を食べることは、地球を救うことと関係ありません。**私たちの食糧供給を独占するための手段です。**伝統的な農業が制限されたり禁止されたりすれば、一般の人々はこれらの代替タンパク源に頼らざるを得なくなるでしょう。一方で、エリートたちが支配する農場では、新鮮でオーガニックの肉が、超富裕層向けに生産され続けます。そして、大衆には昆虫粉や加工された実験室製の人工肉を受け入れるよう強制するのです。

汚物バーガー、培養肉、ゴキブリ

数年前、研究者が人間の排泄物から「肉」を作り出したというデマが流れましたが、実際の話は、廃棄物からタンパク質を抽出し、食品着色料で赤く染め、風味を加えたという内容でした。——が、正直なところ、彼らが本当にこれをやりかねないと私は思っています。汚物バーガーの話はフェイクだったようですが、培養肉、人工肉、そしてゴキブリミルクは現実のものです。

培養肉は数年前からアメリカで合法化されています。培養肉の中で最も不気味な特徴のひとつは、その製造過程に人間のDNAが含まれることです。そう、彼らは人間の肉を育て、それを製品に加えているのです。有名人のDNAを自社製品に取り入れていることを自慢している企業さえあります。カニバリズム（人食い）はエリートたちにとって目新しいものではありません。ただ、それを当たり前のことにしたいので

す。

　人工肉は決して新しいものではありません。肉の形や風味を模した加工された植物性タンパク質は、私が生まれる前から存在しています。一部の製品はそれなりに優れていて、補助的なタンパク源になる可能性があります。しかし、このカテゴリーの製品には大きなばらつきがあります。廃棄された魚の内臓や動物の残骸から、昆虫や植物由来のタンパク質まで、さまざまなタンパク源が利用されているのです。

　最大の問題は、その加工方法と、栄養の含まれていない偽肉をわざと作り出す設計です。そしてもちろん、他の選択肢を事実上排除することで、人々にそれを食べざるを得なくすることも、別の大きな問題です。

　ゴキブリミルクは牛乳に似ています。Diploptera punctata種のゴキブリが生成する、タンパク質が豊富で結晶化した物質です。これはゴキブリの子どもたちの栄養源として機能しますが、人間がそれを利用するためには、メスのゴキブリを殺してそのミルクを採取する必要があるのです。エントミルク（Entomilk）と呼ばれる商業用の昆虫ミルクは、南アフリカなどの国々で、すでに販売されています。

　エリートたちにとって、これは単なる食生活の変化などではありません──さらなる支配を強化する手段です。食料供給がますます企業化され、特許で保護される中で、彼らは誰が食べられるか、誰が食べられないかをコントロールする手段を手に入れることになるのです。

ソイレント・グリーン
　1973年に公開された『ソイレント・グリーン』は、

ディストピアを描いた SF 映画で、過密人口と環境の悪化が進む未来を舞台にしています。この未来では、食糧不足により社会はソイレント社が生産する人工的な食品に依存せざるを得なくなっています。

映画では、チャールトン・ヘストンが演じる刑事ソーンが、ソイレント社の幹部の殺人事件を捜査します。その調査の中で、彼は恐ろしい秘密を暴きます。ソイレント社の最新製品「ソイレント・グリーン」は、海洋プランクトンから作られたと宣伝されていますが、実際には人間の遺体を原料としていたのです。

引退した高齢者たちは、人生を懸命に働いてきた報酬として孤立した島の楽園に移住できるとされています。しかし、愛する人々に別れを告げた後、彼らは家畜のように屠殺されるのです。

ヘストンがこの事実を発見した際、彼は叫びます——「ソイレント・グリーンは人間だ！」と。この衝撃的な結末は、映画史上に残る忘れられない瞬間となり、現在ではエリートたちの"レシピ"のように語られるまでになっています。

優生学と人口削減：静かなる淘汰

彼らは人々を支配するだけで満足しません。このアジェンダはさらに深く、人口の構成そのものにまで及びます。ここが彼らの計画の中で最も不気味な部分——**優生学と人口削減**——が登場するところです。そして過去にこの邪悪な理想を

掲げた者たちと同様に、この計画もまた、社会から「不適格」とみなした人々を排除するための大量虐殺を必要としているのです。

環境の持続可能性から公衆衛生といったさまざまな名目のもとで、彼らは密かに**地球人口を減らす方法**に取り組んできました。世界中で実施されてきた優生学プログラムの「忌まわしい歴史」を忘れてはなりません。多数の国の強力な政府がこれを公然と支持してきたのです。ナチス政権や中国共産主義体制は、このアイデアを悪名高い極端な形で実行しましたが、多くの西側諸国もまた、**「望ましくない」とされた集団を対象とする不妊手術の強制プログラム**を持っていたのです。

ワクチン、遺伝子改変、そしていわゆる「健康施策」の名において、**優生学的思想はより巧妙に隠された形で現代に復活しています。**最近のコロナワクチンにおける「世界的な接種推進」の動きを考えてみてください。それだけでなく、このように自問してみてください。——なぜこれらの「ワクチン」は、これほどまでに激しく宣伝され、圧力をともなって推進されたのか？——なぜ異なる選択をした人々が、社会的に排除されなければならなかったのか？

製薬会社は何十年にもわたり、世界中のあらゆる国で、予測可能な割合の人々をワクチンで不妊化してきました。特に発展途上国では、不妊症の割合が最も高くなっています。悲しいことに、若い人々の間では、不妊の問題があまりにも普通のこととなり、若者の多くは自分たちが被害に遭っていることに気づいてすらいないのです。

149

「もし私が悪魔だったら」：
1965年のポール・ハーヴィーによるアメリカへの警鐘

　もし私が悪魔だったら……もし私が暗黒の王子だったら、私は世界全体を暗闇で包み込みたいと思うだろう。不動産を支配し、人口の大部分を掌握するだろう。しかし、私は満足しない——その木に実る最も熟したリンゴ——つまり、あなた——を手に入れるまでは。だから、アメリカを支配するために必要などんな手段も講じるだろう。

　まずは教会を内部から堕落させよう——「囁きのキャンペーン」から始めよう。蛇の知恵を使ってエバに囁いたようにこう囁こう——『好きなことをしなさい』と。若者たちにはこう囁こう——『聖書は作り話だ』と。そうやって、「神が人間を作ったのではなく、人間が神を作ったのだ」と彼らに信じ込ませるのだ。悪いことは良いことであり、良いことは『ダサい』ことだと教えよう。そして高齢者たちには、政府に向かって祈るよう教えよう——『ワシントンにおられる我らの父よ…』と。

　それから、私は組織化を始める。作家たちには、刺激的で卑猥（ひわい）な文学を作る方法を伝え、それ以外の文学が退屈でつまらないものに見えるように仕向けよう。テレビや映画をさらに下品にし、麻薬を売れる相手に売りまくり、上流階級の紳士淑女にはアルコールを売り、残りの者には鎮静剤を与えよう。

　もし私が悪魔だったら、家族同士、教会同士、国家同士を争いに陥れるだろう——それぞれがやがて自らを滅ぼすまで。そして、高い視聴率を約束しながら、煽動的

なメディアを使ってその炎を煽るのだ。

もし私が悪魔だったら、学校に若者の知性を抑圧させ、感情のコントロールを怠らせるだろう——感情を好き勝手に暴れさせておけば、気づいた頃には少年少女たちは自身のアイデンティティに混乱し、『史上最も教育を受けた愚か者たち』が生まれるからだ。

10年以内に、刑務所は収容者であふれ返り、判事たちはポルノや小児性愛を推奨するようになる——やがては神を裁判所から追放し、次に学校から、そして政府機関から追い出すことができるだろう。そして、神の教会においては、宗教を心理学に置き換え、科学を崇拝させよう。聖職者たちを誘惑し、少年少女や教会の資金を悪用させよう。

もし私が悪魔だったら、イースターの象徴を卵に、クリスマスの象徴を買い物に変えるだろう。子どもたちに、この2日間が本当に持つ力を決して知られてはならないのだ。

もし私が悪魔だったら、働く者たちから奪い、欲深い者たちに与えるだろう——大望を抱く者たちのやる気を根絶やしにするまで。

そして、どうだ？　『金持ちになる方法』として賭博を推進する州全体を作り出すことだってできるはずだ。過剰な労働、愛国心、道徳的な行動を避けるよう警告しよう。若者には、結婚は時代遅れで、奔放な生活の方が楽しいと信じ込ませ、テレビで見るものこそが理想の生き方だと信じ込ませるのだ。そうして、公衆の面前で裸にし、不治の病をもたらすベッドに誘い込むこともでき

るだろう。言い換えれば、もし私が悪魔だったら、いま「悪魔」がしていることをそのまま続けるだけなのだ。
　ポール・ハーヴィーより―良い一日を。

　ポール・ハーヴィーは、約60年前に「非常に正確な」この予言的警告を発表しました。私たちが、言葉の使い方や言語における「小さな変化」を目にしても何も行動を起こさないとき――。少数派のグループが「言っていいこと」や「言ってはいけないこと」を決めているのを放置するとき――。それはエリートたちの勝利を意味します。
　『キャンセルカルチャー[7]』の制裁を恐れて真実を語ろうとしないとき――。誰かが「不快だ」と主張するだけで、私たちの文化や言語が失われていくのを守ろうとしないとき――。進歩の名のもとで、私たちのコミュニティの伝統やつながりを破壊されることを許したとき――。エリートたちは勝利しているのです。
　家族や社会の基盤を侵食するすべてのアジェンダの背後には、エリートたちがいることを私たちは認識しなければなりません。特定の利害関係を持つグループが、「彼らの異常なライフスタイル」に合わせて私たちの生き方を変えるよう要求することを、これ以上許して見て見ぬふりをすることはできません。「自分は自分、他人は他人、それぞれの生き方があっていい」というのが私の考えです。他人の幻想や妄想に付き合う必要はありません。いま、正義と善、真実のために

7　キャンセルカルチャー（Cancel Culture）とは、特定の発言や行動、信念が「不適切」や「社会的に許容されない」とみなされた人物や組織を、批判やボイコットによって社会的に排除しようとする風潮を指します。この用語は、SNSを中心に広がった現象を説明するために使われています。

第6章　エリートによる究極の支配計画

立ち上がらないならば、私たちは自らと次世代を暗闇、奴隷、そして死へと追いやることになるのです。

「グレートリセット」下の未来の警告

2030年を想像してみてください。世界の人口の90％が消滅しています。もし生き残っているとしても、あなたはスマートシティの中に住み、その境界の外へ出ることは一切許されません。食べ物からお金まで、生活のあらゆる面が脳内に埋め込まれたコンピューター回路によって監視され、最低限のものだけが配給されます。言論の自由など忘れてしまってください。あなたの「思考」すらも、もはやあなたのものではありません。

昆虫粉や実験室で作られた人工肉しか食べられず、本物の肉や新鮮な野菜や果物を味わうことは二度とできません。**あなたは何も所有していません**——自分の服ですらも。不満を

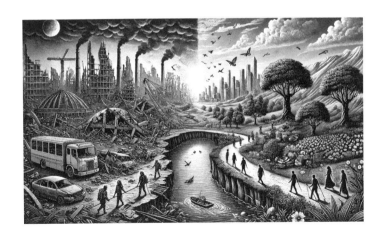

口に出したり、「考える」だけで、『社会的信用スコア』が減点され、必要な資源へのアクセスが制限されます。どんな独立した行動も厳しく罰せられます。あなた自身の人生について、何ひとつ決定する権利はありません。

　しかし、私たちにはまだ未来を変える時間が残されています。すべての決定が命令される日を待つのですか？──それとも、いまから抵抗を始めますか？

進むべき道：どのように抵抗すべきか

　私たちに何ができるでしょうか？──多くの人が無力感を感じていますが、「気づくこと」が私たちの最初の武器です。隠されたアジェンダについての真実を広め、周囲の人々を教育しましょう。普通の習慣に対して課せられる馬鹿げた制約には従わず、抵抗するのです。中央集権化されたデジタル通貨に反対し、独占的な銀行からお金を引き出し、地元の農家を支援してください。可能な限り現金を使用し、物々交換を取り入れましょう。小規模な事業者が作った製品を選び、大手企業の「便利さ」や「レンタル経済の罠」を避けるようにしましょう。

　自立を守るための準備をしましょう。彼らのシステムに依存せずに生活できるスキルを身につけるのです。種を備蓄し、自分で食べ物を育てる方法を学び、真実を見抜ける人々とネットワークを築きましょう。食べられる野草を見分ける方法を学び、食料採取の練習をしてください。

　もし私が日本に住んでいるなら、地方にある多くの安価な空き家のひとつを購入することを真剣に検討するでしょう。

食べ物を育て、鶏を飼うことができる場所です。いずれにせよ、一時的な犠牲を払ってでも、自主性の感覚を生かし続けることが重要です。

　脳と身体の健康を維持し向上させていきましょう。精神的な強さや忍耐力を養うための技術を学び、実践してください。また、霊的な回復力とスピリチュアルな力を築くための技術も学び、実践しましょう。エリートたちの暗黒面や彼らの計画について理解を深めつつも、明るい気持ちで未来への希望を持ち続けてください。

　私は約束します——この戦いで「善」が勝利します。善を選び、善を生きてください。

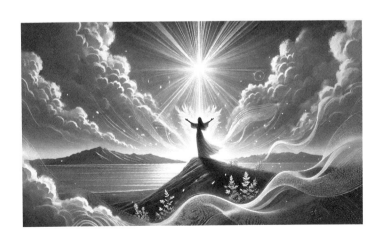

第7章

世界規模で迫り来る
ホロドモール

私たちの知らない
旧ソビエト時代の
ホロコースト

『ホロドモール』とは、おそらくあなたがこれまでに聞いたことのないホロコースト（大量虐殺）です。1932年から1933年の間に、約1000万人のウクライナ人が、ヨシフ・スターリン率いるソビエト政権によって意図的に飢え死にさせられました。

　ハリウッドがホロドモールを題材にした映画を作ることはありませんし、学校や教科書で教えられることも滅多にありません。しかし、この「恐怖の飢饉」とも呼ばれる出来事は、今日の私たちに多くの教訓と警鐘を与えてくれます。私たちにはまだ理解できないかもしれませんが、**世界はかつてウクライナで起きたものと同じくらい意図的で、さらに広範囲なホロドモールを経験しようとしているのです。**

　なぜホロドモールは起きたのでしょうか？　なぜスターリンはウクライナで大量虐殺をおこなったのでしょうか？　彼の目的は何だったのでしょうか？──ヨシフ・スターリンは、人々を操作と恐怖によって支配できると信じていたのです。

　スターリンが自身の手法について側近たちに語ったときの話があります。彼はその場で生きたニワトリをつかみ、その羽を一本ずつむしり始めました。ニワトリはもがき苦しんで鳴き叫びましたが、スターリンはそれをしっかりと押さえつけ、完全に羽をむしり取りました。

　それからスターリンは、苦しむニワトリを地面に置き、少し離れながら小麦の粒をばら撒きました。ニワトリは受けた痛みにもかかわらず、その小麦をついばむためにスターリンについて行きました。そして彼は、驚く側近たちに向かってこう言ったのです。「見たか？　人間はこのニワトリのようなものだ。どれだけ痛みを与えようとも、餌を与える者につ

いていくのだ」。

ウクライナに起こった悲劇：共産主義者による卑劣な弾圧

　1917年の十月革命の後、共産主義者たちは旧ロシア帝国のほとんどの地域で権力を掌握しました。特に彼らは、激しい戦いの末に新たに独立したウクライナ人民共和国を占領しました。ウクライナは1917年から1921年のわずかな間しか独立を維持できませんでしたが、共産主義に対する激しい抵抗がありました。ウクライナを基盤とする知識人層や、経済的に自立した農民たちが、強い民族意識を持っていました。スターリン政権は、ウクライナをソビエト連邦の存続を脅かす存在と見なし、恐ろしい手段を選んだのです——**飢餓による死**です。

　スターリンは強力な抑圧装置を使って、自身の権威に対するあらゆる抵抗を徹底的に排除しました。1920年代後半以降、共産主義当局は権力を強化し、ウクライナ文化復興の動きに対する攻撃を開始しました。そして、1932年から1933年にかけて、スターリンはレーニンの手法を踏襲し、**ウクライナで飢饉を意図的に引き起こすよう命じたのです。**

　共産主義者によって組織されたチームは、食料を押収し始めました。彼らは家を徹底的に捜索し、棒で突いたり、ハンマーで叩いたりして隠されたパンを探し出しました。見つかると、ただパンを持っていたというだけで即座に追放されました。

　スターリンは、秘密警察の長官だったゲンリフ・ヤゴダに、ウクライナ人を従わせる役目を命じました。ヤゴダは20世

紀で最も多くの人を殺害した人物のひとりですが、その名前を知る人はほとんどいません。1000万人を殺害した人物が、メディアや学校の教師、大学教授の間でさえほとんど語られないのは実に驚くべきことです。しかし、ヤゴダは確かに実在し、スターリンのために彼が引き起こした飢饉もまた、恐ろしいほどに現実でした。

たとえば、2人の女性が春の雪の下に残されていた草の芽を摘もうと畑に入りました。その芽は黒ずんでいましたが、彼女たちはそれを拾い集めました。しかし、帰り道で止められ、その場で10年間シベリアに追放されたのです。これは、ただ食べ物を得ようとした罪でウクライナ人が直面した扱いの、何百万もの例のうちのひとつに過ぎません。

スターリンはウクライナ人が自分の命令に従わないことに激怒し、その結果、ウクライナやカフカース地方の1,000万人が、激しい飢えの中で命を落としたのです。

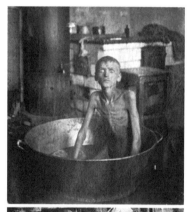

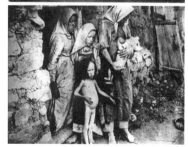

血に飢えたボリシェヴィキ[8]たちは家々を襲撃し、見つけた食料をすべて没収し、自然から食べ物を採取しようとした女性たちを射殺し、空腹を満たそうとした飢えた人々を追放しました。そして、何百万人もの人々が苦しみ、死んでいく様子を嘲笑いながら見ていたのです。毎日、34,560人が亡くなりました。毎時1,440人、毎分24人が命を落としました。

これらの哀れなウクライナ人たちは、集められて銃殺されたわけではありません。彼らが味わった苦しみに比べれば、そのほうがむしろ慈悲深い方法だったでしょう。飢えによる死は、痛みと耐え難い苦しみをともなうものです。共産主義の監視兵たちは一切の情けを示しませんでした。人々が飢え、疲れ果てて、子どもたちが死に、国家が崩壊していく様子をただ見ていただけでした。一部のウクライナ人たちは、絶望の中で人肉食にまで至り、自分の子どもを食べることさえありました。人類史上、これほどまでに邪悪で悲劇的な出来事はほとんどありません。

権力強化のため、意図的に引き起こされる飢饉

ウクライナは長い間、「ヨーロッパの穀倉地帯」として知られてきました。飢饉の前も非常に高い収穫量を誇っていましたが、厳しい生産割当が課され、穀物は容赦無く奪われ、飢えに苦しむ農民たちをよそに国外へと輸出され続けました。食料が豊富にあったにもかかわらず、何百万人ものウクライナ人が衰弱し、苦痛の末に飢え死にしたのです。レーニンが

8　ボリシェヴィキ（Bolsheviks）とは、ロシア革命を主導した共産主義者の一派で、後にソビエト連邦の支配的な政治勢力となったグループを指します。

それ以前に農民を鎮圧するために行ったことを、スターリンは再現しました。1931年の1年間で、ソビエト政権はウクライナ全土を2年以上養えるだけの食料を奪ったのです。

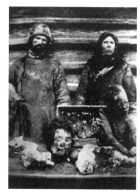

人肉を食べる行為で逮捕された夫婦と犠牲者の写真

多くの人が逃げ出そうとしましたが、農民たちを食料のない田舎に閉じ込めるための検問所が設けられました。実際には、食料が山積みにされ、有刺鉄線と武装した警備兵に囲まれた状態で、飢えた農民たちの目の前で腐らされることもありました。自暴自棄になった一部の人々は、穀倉から食料を盗もうとしましたが、射殺されたり、破壊工作員として裁判にかけられたりしました。

農民たちが暴動を起こしたり、家族のために食料を盗もうとしたりしていないときでさえ、国は飢饉を彼らの家の玄関先にまで持ち込みました。特殊な秘密警察の部隊や地元の共産主義部隊が、家々を巡り、衰弱したウクライナ人たちから食料を押収しました。その惨状を目撃したイギリス人記者は、共産主義者たちは「食べられるものすべて」を貪り尽くし、農民たちを死に追いやる「悲しい砂漠を残したイナゴの大群」のようだったとたとえています。

妊婦やシングルマザーは、子どもたちに食べさせるために密かにジャガイモを掘り起こしたり、小麦を摘んだりしていたところを即座に射殺されました。誰ひとりとして容赦され

ることはありませんでした。ボリシェヴィキは、農民たち——つまり、彼らが「擁護すると装っていた」労働者階級——のために、この世の地獄を作り上げるあらゆることをおこなったのです。

一部のウクライナ人たちは、絶望のあまり人肉食に手を染めました。親が自分の子どもを食べたり、手に入る他人の子どもを食べたりした記録も残されています。絶望に陥った人々は、食べ物と交換できる宝石を手に入れようと墓を荒らすことさえあったのです。このホロコーストの間、共産主義政権は遺体回収人に金銭を支払っていました。やがて、生きてはいるものの骸骨のように痩せ細った人々の体が、腐敗した遺体とともにトラックに投げ込まれるようになりました。

この人為的な飢饉の悲惨さは、言葉では到底言い表すことなどできません。しかし、**この良心を欠いた犯罪が「より大きな善」の名のもとにおこなわれたことを忘れてはいけません**。実際には、一握りの暴力的な連中が自らの権力を強化し、世界を支配することを目的とした邪悪な帝国を築くための行為だったのです。

レーニンもまた、ボリシェヴィキによる奴隷化に反発する反乱農民を鎮圧するため、1921年から1922年にかけて飢饉を引き起こしたことがあります。その残虐な状況下で、500万人のロシア人が命を落としました。共産主義者は常に、飢饉を利用して支配下の人々を従わせようとします。のちに毛沢東は、レーニンやスターリンの手法にならい、飢饉を使って4500万人という驚異的な人数の中国人を抹殺しました。**歴史は、「人為的な飢饉」が暴君たちにとって権力を強化するための好ましい手段であることを教えてくれます。**

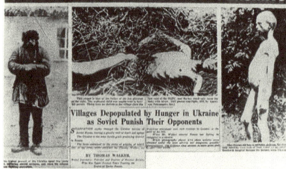
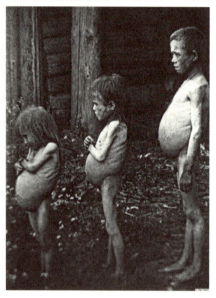

世界規模のホロドモールは必ずやってくる！

　そして、これこそが私たちが今日直面している現実であるということを、強くお伝えしたいと思います。世界の淡水や食料供給をごく少数の人々に管理させてしまうと、災害や悲劇を招く危険性が高まります。たとえば、ビル・ゲイツのような人物が、現在アメリカで最大の農地所有者となっているのです。ヨーロッパやカナダの農民たちは、自分たちの産業が破壊されることに対して積極的に抗議を行っています。

　現在、大規模な農業企業は、ほぼ例外なく製薬会社によって所有されています。そして、その製薬会社は Google のような大手のテック企業によって所有されています。さらに、それらの企業は、ブラックロックやヴァンガードといった親密な企業によって支配されたり、所有されたりしているのです。これは、「私たちの生存手段そのもの」を買い占める少数のエリートたちの小さなサークルが存在することを意味しています。

　1932年当時、ウクライナは農業社会でした。人々は食料を育てる方法を知っていて、自給自足が可能でした。彼らは現在の私たちよりも土や自然に近い生活を送っていました。しかし今日、私たちは大地から切り離され、多くの人々は自分で食料を育てる方法を知りません。私たちはほぼ完全に、企業農場やトラック輸送に依存して地域社会に食料を供給している状態です。

　そんな中、サプライチェーンが崩壊したらどうなるでしょうか？──燃料不足、地震、または疫病によってトラックの

運行が妨げられることもあり得ます。中国がついに台湾に対して軍事行動を起こした場合はどうでしょう？——北朝鮮が韓国を攻撃したら？——あるいは、再び大規模な地震や津波が発生したら？——こういった脅威が、エリートたちとは無関係なところにも存在している以上、**十分な食料が常に供給される状態を確保することが当然求められます。**

それが自然災害であれ人為的なものであれ、エリートたちが必ずその状況を利用すると予想してください。ある政治家が言ったように、「良い**危機**を無駄にしてはいけない」のです。自然災害、戦争、偽旗作戦はすべて、「邪悪な活動を隠すための煙幕」として、また「大きな変化を強制するための機会」として機能します。危機的な瞬間においては、人々は通常の状況であれば激しい反発を招くような変化に対してもほとんど疑問を持たないからです。

> **偽旗作戦**（False Flag Operation）とは、実際の責任者を隠し、他の集団に罪を着せる意図でおこなわれる行為を指します。たとえば、多くの人々は、911（アメリカ同時多発テロ）攻撃が偽旗作戦であったと信じています。

いつ起こるかは断言できませんが、繰り返します：**世界規模のホロドモールが近づいています。**それは多くの人々が思っているよりも早くやってきます。「ここでそんなことが起こるはずがない」と言う人々の一部を完全に打ちのめすでしょう。それは社会を崩壊させ、秩序を破壊し、内戦と無政府状態を引き起こします。家族を救うために責任をもって「よほどの準備」をしていない限りは、この迫り来る飢饉によっ

て、目覚めている人々でさえ命を奪われることになるでしょう。

　もう一度繰り返します：**世界規模のホロドモールが近づいています。**そして、それはこれまでのものと同じように意図的に計画され、残酷な形で実行されるでしょう。今年や来年ではないかもしれませんが、近いうちに必ず起こります。聖書の予言に詳しい人は、次のような警告を理解することでしょう：

> 「あなたがたは戦争と戦争のうわさを聞くことになる。しかし、恐れてはいけない。これらのことは必ず起こるが、終わりはまだ来ない。国は国に敵対し、王国は王国に敵対して立ち上がる。各地で飢饉と地震が起こるだろう。これらすべては苦難の始まりである。」（マタイ24：6 − 8）

> 「そして、私は見た。青ざめた馬がいた。その上に座っている者の名は死であり、地獄がその後に従っていた。そして、彼らには地上の4分の1を支配し、剣と飢えと死と地の獣によって人々を殺す力が与えられていた。」（黙示録6：8）

　ノアの大洪水やソドムとゴモラの時代と同様に、古代の予言は、いままさに私たちがこの目で目撃していることと一致しています。宗教的な人であろうとなかろうと、私たち全員が文化や社会の退廃に直面しています。若い世代は、堕落と

破壊を目的とした妄想的な理想によって容赦なく洗脳され、私たちの多くは、数え切れないほどの気を散らすものに囲まれ、自分の生活でさえ手一杯で、世界を救うことを考える余裕はほとんどありません。

国々には恐ろしい未来が待ち受けています。それは、過去に背を向けてきたからです。彼らは、家族、友人、そして神様との霊的なつながりといった「当たり前で大切なもの」を軽視し、嘲笑しているのです。

「さあ来たれ、ことをはっきりさせよう、と主は言われる。たとえあなたがたの罪が緋のように赤くても、雪のように白くなる。たとえ紅のように赤くても、羊の毛のようになる。もしあなたがたが進んで従うなら、その地の良いものを食べることができる。しかし、拒み反抗するなら、剣に食い尽くされる。主の口がこれを語られたのである。」

（イザヤ１：18−20）

ホロドモールを生き延びる準備をいますぐ始めよう！

あらゆる恐ろしい武器──人為的に作られた病気、ワクチンによる大量虐殺、強制的な飢餓、核戦争、経済崩壊など──が彼らの手中にあり、この「人類の魂をめぐる宇宙規模の戦争」において、それらが使用されないまま見過ごされることはありません。その中でも**最も壊滅的な災厄のひとつ**は、これまで誰も目にしたことのないような「世界規模の飢饉」

第7章　世界規模で迫り来るホロドモール

となるでしょう。それはホロドモールをまるでピクニックのように思わせるほどのものです。

　エリートたちによる悪魔的な殺人カルトは、人類全体が屈服するか、滅ぼされるまで満足することはありません。なぜなら、彼らの真の指導者であるルシファー——私たちの敵——が彼らを指揮しているからです。これを神話だと思うなら否定しても構いませんが、これは真実です。**悪魔（サタン）は存在してします。**彼がすべての陰謀と邪悪なおこないを結びつける共通の糸です。個々の人間の共謀者たちが必ずしも互いを知っているわけではありませんが、彼らの主である悪魔はすべてを知っています。そして、神様が私たちに約束したものを放棄させるまで、彼は決して満足することはないでしょう。

　私たちは、迫り来る飢饉、大量死、そして社会崩壊の恐るべき警告のサインを至る所で目にしています。「暗い冬」が幕を開けようとしています。中国は世界の穀物の半分以上を備蓄し、ロシアは肥料や穀物の輸出を停止しました。ロシアの侵攻により、ウクライナはかつてのように穀物を輸出していません。ハンガリーも穀物輸出を停止しています。世界中の農民たちは、家族経営の農場を破壊させる「不要で厳格な規制」に不安と恐怖を訴えています。そして、自然災害——火災、干ばつ、洪水——が、地球全体のあちこちで大きな混乱や被害を引き起こしているのです。

　追い詰められた世界中の人々が反乱を起こし、専制的な政府に対抗して暴動を起こし始めていますが、これがサプライチェーンの問題をさらに悪化させています。インフレは驚異

169

的な速さで進行しています。ガスや石油の供給は、価格を吊り上げるために制限された状態で配給されています。アメリカでは、燃料の平均価格がわずか４年で２倍になり、食品の価格は４倍に跳ね上がりました。

暗黒の勢力は深く根を張っていて、どの国で誰が選挙で選ばれようと、その目的は変わりません。彼らの計画が一般の人々に明らかになるにつれ、彼らはますます必死になっています。一部の指導者の働きによって、一時的な猶予がもたらされるかもしれませんが、「社会的衰退という癌」もまた深く根を張っています。これを根本から取り除かなければ、依然として成長を続けるでしょう。

──私たちに、この重大な変革を実現するための「社会の一員としての意思」はあるのでしょうか？

過去それほど遠くない時代、鉱夫たちはカナリアを連れて鉱山に入ることがありました。カナリアは有毒ガスに非常に敏感で、問題の初期の警告として役立ったのです。同じように、非常に小さな、一見すると些細に思えることが、私たちの社会における「カナリア」として機能することがあります。たとえば、マスク──正確には、まだそれを着用し続けている人々の数──は、「死んだカナリア」を象徴しています。マスクは、日本の多くの人々に深刻な影響を与え続けている「心のウイルス（Mind Virus）」の症状なのです。

悲しいことに、私たちの社会のカナリアたちは、いたるところで次々と命を落としています。善良で健全なライフスタイルに対する攻撃を我慢し、受け入れるたびに、また１羽のカナリアが死ぬのです。思い出してください。**宣伝やプロパガンダの嘘は、信じさせるためにあるのではなく、あなたの**

第7章　世界規模で迫り来るホロドモール

魂を劣化させ、辱め、蝕む（むしば）ために存在するのです。

　それは「起こるかどうか」の問題ではなく、「いつ、どの程度」起こるかの問題です。このホロドモールがやってきたとき、あなたはどうしますか？——どのように生き延びますか？

　——この災厄に備える計画や準備を整えていますか？

　もし準備していないのであれば、いますぐ始めてください。こういった備えが初めてという方のために、いくつかの資料を電子付録として用意しました。（P.275）本格的な準備を始めるべきときは「いま」です。私たちには残された時間がごくわずかしかありません。それでも、まだ少しは残っています。霊的・精神的な準備と食料の備蓄を先延ばしにしないでください。

　どうか神様が、あなたと家族を守り、差し迫る世界的なホロドモールを逃れるための準備を進める中で祝福を与えてくださいますように。

171

第8章

聖なる器——
身体を敬い育むために

心・体・魂の
調和を目指す
ホリスティックアプローチ

心、体、そして魂は、あなたを形作るかけがえのない贈り
物です。それぞれを大切に育む（はぐく）ことは、単なる健康維持にと
どまらず、真の幸福と充実感へと続く道でもあります。多く
の誘惑や困難に満ちた世界の中で、これら「私たち自身の基
本的な部分」と再びつながることが大切です。この章では、
心、体、魂の神聖なつながりを尊重する「ホリスティックな
健康法」に取り組み、変革をもたらす旅へとあなたを誘いま
す。

　あなたの体を、目的と精密さをもって作られた精巧な楽器
だと想像してみてください。それは単なる物理的な存在では
なく、人生の経験を運ぶ器でもあります。この器を大切にす
ることは、明晰に考え、深く感じ、魂とのつながりを深める
能力に直結しています。

　現代の生活では、肉体的な調和を乱すストレス要因にさら
されることが少なくありません。環境汚染物質、加工食品、
座った状態で過ごしがちなライフスタイルなどがその例です。
しかし、意識的な選択をすることで、体のバランスと活力を
取り戻すことができます。

食生活と腸内環境、そして解毒

ホールフーズ（自然食品）を取り入れて活力を養う

　最適な健康への旅は、体に何を取り入れるかの選択から始
まります。ホールフーズ（加工されていない自然に近い食
品）は、成長、修復、エネルギー生成に必要な栄養素を提供
します。肉、魚、卵、野菜、葉物野菜、果物、全粒穀物、ナ
ッツ、種子には、体のあらゆるシステムを支えるビタミン、

第8章 聖なる器—身体を敬い育むために

ミネラル、抗酸化物質が豊富に含まれています。

ホールフーズを選ぶことで、健康を促進する栄養を通じて、健康を損なうことなく自分の体を尊重することができます。食事に関する多くのルールは普遍的なものですが、いくつかは個々に合わせてカスタマイズする必要があります。私たちの食生活は個人の状況に合わせて調整されるべきなのです。生活習慣、地理的条件、健康歴、年齢のすべてが重要な要因となります。

たとえば、赤道付近に住む人は北極の凍てついたツンドラに住む人とは異なる食事が必要です。同様に、運動選手は座りがちな人よりも多くのカロリーを消費します。また、遺伝的に病気になりやすい人は、リスクを避けるために特別な対策を講じるべきです。

水分補給：生命のエリクサー

水は生命に欠かせないものであり、人間の体の約60％を占めています。適切な水分補給は、脳の機能から関節の健康に至るまで、あらゆる面に影響します。体のニーズを満たすために、1日少なくとも2リットルの水を飲むことを目標にしましょう。特に暑い日や汗をかいたときは、それ以上を目指してください。

また、水に自然の電解質を加えることで、水分補給の効果をさらに高めることができます。ほんの少しの海塩や、柑橘類を絞った果汁を水に加えることで、電解質のバランスを整え、日々の活動で失われる微量ミネラルを補給することができます。このちょっとした工夫をするだけで、エネルギー水準を向上させ、代謝のプロセスをサポートすることができま

175

す。

毒素への曝露を減らす

　すべての環境毒素を完全に避けることは不可能ですが、自分の体に取り入れるものに気を配ることで、大きな違いを生むことができます。農薬への曝露を減らすために、可能であればオーガニックの野菜や果物を選びましょう。また、家庭で使用する化学製品にも注意を払い、自然由来の洗剤やパーソナルケア用品を選ぶように心がけてください。

　同様に、薬の使用についても慎重になることが重要です。可能な限り医薬品の使用を避けましょう。ほとんどの薬は、患者の食生活や生活習慣を十分に考慮せずに処方されることが多いです。良識のある医師であれば、単純な食事や生活習慣の改善で解決できる場合に有害な薬を勧めることはありません。

無敵の免疫システムを構築する

　免疫システムは、病気からあなたを守るために設計された驚くべきネットワークです。これを強化するためには、栄養、生活習慣、そして心のあり方を組み合わせた多面的なアプローチが必要です。

　私の『免疫強化プロトコル』を活用することで、免疫システムが常に100％の力を発揮できるようにすることができます。この章では詳細については触れませんが、この免疫強化プロトコルこそが、**将来あなたが直面する「何か」から生き残るために重要なステップ**であることを知っておいてください。

第8章　聖なる器──身体を敬い育むために

※『免疫強化プロトコル』の詳細は巻末電子付録を参照し
てください。（P. 275）

腸内フローラのバランスを取り戻す

腸の健康は、免疫機能において極めて重要な役割を果たします。腸内フローラ（消化管内に存在する複雑な微生物のコミュニティ）は、消化や栄養の吸収、さらには気分にまで影響を及ぼします。数の上で言えば、私たちは人間というより細菌に近い存在なのです。そして、私たちと共生するこれらの無数のサポーターたちの存在は、体内のすべての細胞プロセスにとって欠かせないものです。彼らを健康で多様な状態に保つことが、私たち自身の健康を維持する鍵となるのです。彼らは私たちが摂取した食べ物やサプリメントを、体内で利用できるビタミンや分子に変換してくれます。

漬物、納豆、ザワークラウト、キムチ、ヨーグルト、ケフィアなどの「自然発酵された生の食品」を食事に取り入れてみてください。ただし、生きた細菌が含まれている生の状態でなければ効果がありません。これらの発酵食品を自分で作る方法を学ぶことを強くお勧めします。保存食としても優れています。これらの食品が、腸内フローラを健康に保つ有益なプロバイオティクスを供給してくれるのです。さらに、果物、野菜、全粒穀物から得られる豊富な食物繊維が、善玉菌を育て、腸内バランスを促進します。腸内フローラのバランスを取り戻すことは、私たちが健康を維持するためにできる最も効果的な方法のひとつです。

177

デトックスと再生

　デトックス（解毒）は、体が自然に毒素を排出するプロセスです。このプロセスをサポートすることで、健康を向上させることができます。デトックスを助ける食品に注目しましょう。ブロッコリー、ブロッコリースプラウト、海藻、葉物野菜、タケノコ、柑橘類、そしてパクチーやパセリといったハーブなどが挙げられます。

　構造化されたデトックスプログラムに取り組むことも非常に有益です。私の開発した『90日間スーパー解毒プログラム』では、食事の調整、水分摂取の増加、そして重金属を「脳」や「肝臓」から結合させて排出する解毒サプリメントを使用します（他の多くの解毒プログラムは、これらのアクセスが難しい体内深部に届く能力を持っていません）。**重金属の排出は脳の自律性と機能を維持するために絶対に必要です。**第5章でお伝えした「ナノ回路」が体内に構築される際に、血液中に豊富な重金属を必要としているのでなおさらです。

※『スーパー解毒プログラム』についてはこちらの書籍を参照ください。

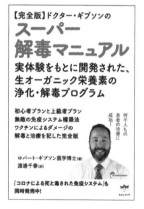

【完全版】ドクター・ギブソンのスーパー解毒マニュアル
（ヒカルランド）

第8章　聖なる器─身体を敬い育むために

運動・睡眠・休息

運動：身体活力の鍵
　運動は、単に見た目を保つための手段ではなく、全体的な健康にとって欠かせないものです。定期的な運動は、心血管の健康を改善し、筋肉や骨を強化し、気分を向上させ、エネルギーレベルを高めます。**動物は「動」き続ける「物」なので、健康でい続けたいなら、動きましょう。**

運動の楽しさを見つける
　運動は、義務感でおこなうものではなく、人生を楽しむための喜びの表現であるべきです。ダンス、ハイキング、水泳、ヨガなど、あなたが楽しいと思える活動を見つけましょう。楽しいと感じられる運動なら、継続しやすくなります。

　運動は、テロメラーゼ、血清チオール、BDNF（脳由来神経栄養因子）、セロトニン、ドーパミンといった、寿命を延ばす重要な生化学物質を生み出すことが証明されています。これらの物質は、精神の安定、幸福感、そして生活の質にとっても重要です。

柔軟性とストレッチの重要性
　柔軟性は、身体の健康を支える鍵となる要素です。ストレッチは筋肉を柔らかく保ち、可動域を広げ、けがのリスクを減らします。たとえば、ヨガや太極拳を実践することで、柔軟性を向上させるだけでなく、マインドフルネスやストレス軽減にも役立ちます。

179

年齢を重ねるにつれて、柔軟性と全体的な健康状態の評価の間には直接的な関連性があることがわかっています。健康で柔軟な生まれたばかりの赤ちゃんを思い浮かべてみてください。それと正反対の「死後硬直」を想像してみてください。あなたはどちらに近づきたいですか？

休息と回復の力
　忙しい現代社会では、休息がしばしば軽視されがちです。しかし、回復をもたらす睡眠は、身体的健康、認知機能、そして感情的な安定にとって必要不可欠です。脳は主に睡眠中に修復をおこないます。慢性的な睡眠不足は、神経組織の老化を加速させ、反対に十分な睡眠は、神経伝達物質の補充や神経系の構造的修復を確実に助けます。適切な睡眠をとることによって、脳の生産性と認知能力のあらゆる側面が向上するのです。

質の高い睡眠を優先する
　１晩に７〜９時間の睡眠を目指しましょう。規則正しい睡眠スケジュールを確立することで、体内時計を整えることができます。寝室を涼しく、暗く、静かな環境に保つことで、快適な睡眠環境を整えましょう。また、就寝前のスクリーンタイム（スマホなどを見る時間）を制限することにも、睡眠の質を高める効果があります。
　睡眠の質の問題は多岐にわたり、ときに複雑な場合があります。もし睡眠に問題を抱えている場合は、まず私の『エッセンシャル・プロトコル』から始めてみてください。多くの一般的な睡眠の問題は、これらの基本的な健康習慣を取り入

第8章　聖なる器─身体を敬い育むために

れることで改善されます。それでも改善しない場合は、より
高度なアドバイスが必要となるでしょう。

※『エッセンシャル・プロトコル』の詳細は巻末付録を参照
　してください。

リラクゼーションテクニックを取り入れる

　ストレス管理もまた、健康のために非常に重要です。慢性
的なストレスは免疫システムを弱め、さまざまな健康問題を
引き起こす原因となります。深呼吸、祈り、瞑想、漸進的筋
弛緩法[9]などのリラクゼーションテクニックを日常生活に取
り入れましょう。

　「タイプＡ」の性格[10]を持つ人々はリラックスする時間を取
らず、いざ休暇を取ろうとすると、怠けているように感じた
り、生産性が落ちるように感じたりすることがあります。も
しこれがあなたに当てはまるなら、回復するためのスキルを
身につける必要があります。

　これは、ある男性の話に似ています。──大きな丸太をノ
コギリで必死に切っているのに全然進んでいない男性がいま
した。それを見ていた人が「ノコギリが鈍っているから、し
っかり研いだほうがいいよ」と言うと、「研いでいる時間な
んてないよ、切るのに忙しいんだから」と答えたという話で
す。あなたもときどき立ち止まって、自分の「ノコギリ」を
研ぐ必要があります。

9　**漸進的筋弛緩法**（Progressive Muscle Relaxation、PMR）とは、筋肉の緊張と弛緩を意識
　　的におこなうことで、身体のリラックスを促進する技法です。1930年代にエドムンド・
　　ジェイコブソン博士によって開発され、ストレスや不安の軽減に効果的とされています。
10　**「タイプＡ」の性格**とは、心理学の用語で、競争心が強く、せっかちで、目標志向が強い
　　性格の特徴を持つ人々を指します。1950年代にフリードマンとローゼンマンという医師
　　によって提唱されました。特に心臓病などのリスクと関連して研究されることが多いです。

心のあり方の重要性

ポジティブな視点を育む

あなたの考え方は、身体の健康に深く影響を与えます。ポジティブな思考は、ストレスを軽減し、免疫力を高め、全体的な幸福感を向上させます。私たちの細胞は、考え方によって良くも悪くも機能するのです。特に、同じ思考に繰り返しエネルギーを注ぐと、それが癒しにも害にもなる可能性があります。

私の最年長の患者は109歳まで生きました。彼女はこれまで出会った中で最も幸せで、最も楽観的な人でした。彼女の前向きな姿勢は、健康的な食生活や運動と同じくらい、長寿の重要な要素だったと私は信じています。

思考の化学

ポジティブな思考は、ドーパミンやセロトニンといった神経伝達物質の分泌を促し、幸福感やリラックス感を高める働きがあります。一方で、ネガティブな思考には、コルチゾールといったストレスホルモンを増加させる可能性があります。

私たちの思考や感情とは、電気的、化学的、そしてエネルギー周波数的な反応です。人生を支配する思考や感情のパターンが、体内の生理学的環境に影響を与えているのです。そして、このことがDNAのエピジェネティックな制御[11]にも関係しています。

11　DNAのエピジェネティックな制御とは、DNA配列そのものを変えることなく、環境や体内の要因によって遺伝子の発現（オン／オフ）が調整される仕組みのことです。

さらに、私たちは自分の脳が作り出す脳内化学物質に依存するようにできています。私たちの細胞が、その支配的な脳内化学物質に順応していってしまうのです。もし自身の現在の思考パターンが不健全で役に立たないものだと感じるなら、いまがそれを変えるときです。ポジティブな習慣を繰り返すことが、ネガティブな習慣やパターンを再プログラムする助けとなります。

ポジティブな心のあり方を育む実践方法

- **感謝日記**：毎日感謝していることを書き出すことで、人生のポジティブな側面に焦点を当てるきっかけになります。1日の始まりと終わりに簡単な感謝の時間を持つのがおすすめです。
- **マインドフルネスな祈りと瞑想**：いまこの瞬間に集中することで、未来への不安や過去への後悔を減らせます。祈りの中に、感謝、瞑想、目標、願望、そして人生の良きものへの希望を含めましょう。神様と直接対話しているかのように、できるだけリアルで具体的なイメージを持ちながら祈りましょう。祈りには、脳と心臓から癒しの周波数を放出させ、細胞の機能を改善する効果があります。
- **アファメーション**：ポジティブな言葉を1日に何度も繰り返すことで、前向きな自己イメージや考え方を育むことができます。

栄養について

健康の基盤を築く栄養

　できるだけ多くの種類のオーガニックのホールフーズ（加工されていない自然食品）を手作りで食べるように心がけましょう。それでもまだ、栄養に欠ける部分が残っていることを想定してください。質の高いサプリメントを活用すれば、このギャップを埋めることができます。食品由来のサプリメントは、体が吸収しやすい形で栄養を供給します。特に食事制限や生活習慣によって食事からすべての栄養素を摂るのが難しい場合に、これらのサプリメントで不足しがちな栄養素を補うことができます。

　私自身も自家菜園や農場を持っていますが、『プレミアムフィースト（Premium Feast)』パウダーに含まれるすべての植物を効果的に育てることは現実的に不可能です。私はこの『プレミアムフィースト』を20年間愛用しています。この製品には56種類以上のスーパーベジタブルやフルーツが濃縮された形で含まれています。スプーン一杯分で、大きなボウル一杯分の野菜や果物のジュースをパウダー状にしたものに相当するうえに、20％はプロバイオティクスのために発酵されています。私はこのような製品を定期的に使用していて、非常時用の食料としても大量に備蓄しています。これは、小さなパッケージに凝縮された栄養の宝庫です。

緊急避難用バッグ

　自然災害や緊急事態が発生し、自宅を離れなければな

らない場合に備えて、これらのバッグのひとつがあれば、救助が到着するまで生き延びることができます。巻末付録には、バッグに入れるべきアイテムの完全なリストを記載した資料を含めました。その他にも、食料がしばらく手に入らない状況に備えて、私は『プレミアムフィースト』の容器をバッグに入れています。

炎症とカロリー摂取のバランス

摂取するカロリーの出所をバランスよく選ぶことで、低炎症の状態を維持しましょう。健康的な原料を使った糖分や炭水化物であったとしても、消費カロリーを超えて摂取すると炎症を引き起こす可能性があります。一般的な成人の場合、食事は糖分や炭水化物から、野菜、肉、魚、卵、脂肪などへシフトしていくことが推奨されます。

子どもの頃は、燃料をたくさん消費するスポーツカーのようですが、大人になると、多くの場合は駐車場でアイドリングしているスクーターのようになります。以前のように「安価な燃料（糖質や炭水化物）」を、もうそれほど必要とはしていないのです。

余分な燃料（過剰摂取されたカロリー）は、炎症や痛み、病気の原因になります。特に新型コロナワクチンを接種した人にとって、過剰な炎症が生死を分ける問題となる可能性があります。ワクチンのスパイクタンパク質は、主に過剰な炎症を起こすことで、体に害を及ぼします。心臓や脳にすでに炎症が起こっている場合は、スパイクタンパク質が心臓発作や脳卒中を引き起こすリスクが高くなります。最も弱ってい

る人々が、よりワクチンによる影響を受けやすかったのは、これが理由です。

点をつなぐ：ホリスティックなアプローチ

　健康の各側面（運動、栄養、休息、スピリチュアリティ、心のあり方）はそれぞれ互いにつながっています。**ひとつの分野で改善が起きると、他の分野にも良い影響が及ぶことがよくあります。**ここに書かれているポイントは、私の『エッセンシャル・プロトコル』に基づいたものです。シンプルでありながら非常に強力な健康の要素です。これらのポイントは、そのシンプルさゆえに見落とされがちですが、軽視したり無視したりしないでください。これらは健康とウェルネス全般の基盤となる重要なものです。

※『エッセンシャル・プロトコル』の詳細は巻末電子付録を参照してください。（P.275）

ホリスティックヘルスな1日

　朝を「心を込めた祈りとストレッチ」から始め、あなたの1日がポジティブなものになるよう意図を設定しましょう。それから、卵や野菜、コラーゲン入りのスムージーなどの栄養たっぷりの朝食を楽しみます。日中はしっかりと水分を摂り、天然の電解質を少し加えた水を飲み、食事やおやつには自然食品を選びます。

　スマートフォンにセットした自動リマインダーを活用して、用意しておいたポジティブな言葉（アファメーション）を1日に何度も繰り返しましょう。また、こまめに立ち上がって

第8章　聖なる器—身体を敬い育むために

ストレッチをしてください。そして、笑うチャンスを逃さないようにしましょう。

　昼休みには散歩をし、新鮮な空気と体を動かすことを楽しみましょう。1日を通して、心の中では感謝の祈りを繰り返し、たくさんの笑顔を見せてください。夜は、リラックスできるヨガをおこない、筋肉を伸ばしながら心を落ち着けます。その後、何か新しいことを学ぶ時間を少し取りましょう。寝る前には、その日のポジティブな出来事を振り返り、感謝日記に書き留めるのも良いですね。

　こうした日々の習慣を積み重ねることで、エネルギーが増し、気分が向上し、より深い満足感を得られるようになるでしょう。

脳を癒し、体を癒す

　脳は体の指令センターであり、あらゆる機能に影響を与えます。また、脳を通じて私たちは霊的なものや心の感情を解釈します。脳の健康を優先することは、全体的な健康と幸福に深い影響をもたらします。

脳を養う
　脂肪、コレステロール、オメガ3脂肪酸が豊富な食品（卵、サーモン、冷水魚、バターなど）は、脳の健康をサポートします。有機牧草で育てられたグラスフェッドのラードや牛脂、バターで調理するのがおすすめです。抗酸化物質が豊富な食品（ブルーベリーや濃い緑の葉野菜など）は、脳細胞をダメージから守ります。

187

発酵野菜は、食べ物を体に役立つビタミンや神経伝達物質に変換するための細菌を供給します。一部のプロバイオティクス（善玉菌）には、気分を向上させる働きもあるので、正しい菌を育てるようにしましょう。※ヒント：砂糖は悪玉菌を育てます。

認知機能を刺激する

脳を活性化させるために、学び続けたり、頭を使うチャレンジを取り入れましょう。パズルを解いたり、本を読んだり、新しい言語や楽器を学んだりすることで、神経のつながりが刺激され、認知機能を長く維持する助けとなります。「仕事ばかりで遊ばない」のは良くありません。遊びや笑い、小さなことを楽しむ時間を持ちましょう。小さなことを楽しむほど、それが実は最も大切なものであることに気づくでしょう。

心と体のつながり

精神の状態は体の健康に影響を与え、その逆もまた然りです。祈りやマインドフルネス、笑顔、笑い、ポジティブな考え方といった心の健康を促進する習慣は、ストレスに関連する身体の症状を軽減する助けとなります。

ホリスティックヘルスを目指す旅：その一歩を踏み出そう！

変化は一歩から始まり、継続することで長続きする変化が生まれます。以下は、あなたの旅をサポートする具体的な行動のステップです：

1. **食生活を見直す**：現在の食事習慣を記録してみましょ

う。まずは加工食品を自然食品に置き換えることから始めます。たとえば、砂糖が多いお菓子を卵や新鮮な果物に替えてみてください。

2．意識的に水分を摂る：1日を通してもっと水を飲むよう意識しましょう。再利用可能な水筒を持ち歩くと、飲み忘れを防げます。少し電解質を加えるのもおすすめです。

3．体を動かす：自分が楽しめる運動を見つけて、それを日常生活の中に組み込みましょう。たった10分の散歩や5分間の強めの運動でも大きな効果があります。1日に何度か立ち上がってストレッチや簡単な体操をおこないましょう。

4．睡眠を優先する：毎日決まった時間に寝るようにして、リラックスできる寝る前の習慣（たとえば、読書や暖かいお風呂）を作りましょう。

5．心を込めた祈りを実践する：毎日数分を祈りや瞑想に充てて、深呼吸をしながら自分の中心を整えましょう。

6．他者とつながる：社会的なつながりは感情的な健康を高めます。家族や友人と時間を過ごしたり、コミュニティグループに参加したりしてみてください。

7．現実的な目標を設定する：達成可能な健康目標を立てましょう。たとえば、砂糖を減らすことや毎日5分運動することなどです。小さな習慣が身につけば、それを広げていくことは簡単にできます。

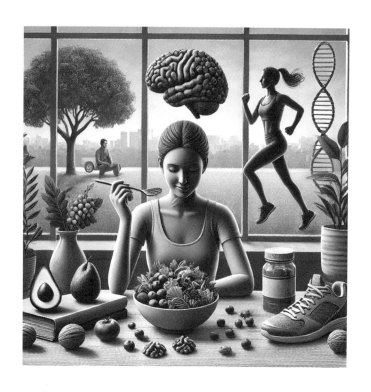

これから進む道：変化する世界の中で健康を維持するには

　自然災害や戦争、市民の暴動といった状況が起きたとしても、できるだけ健康でい続けたいと思いませんか？──体力をつけたいと思いませんか？──精神的、感情的、そして霊的な強さを持ちたいと思いませんか？──**準備することで失うものはなく、得られるものばかりです。**そのすべては、シンプルな健康習慣から始まります。

　変化とはひとつのプロセスであり、その変化の途中で困難

に直面するのは自然なことです。自分にプレッシャーをかけ過ぎず、ちょっとした進歩を祝ってあげましょう。失敗は失敗ではなく、学びのチャンスだということを覚えておいてください。

回復力を高める

回復力とは、困難から立ち直る能力のことです。この力を高めるヒントは次の3つです：

- **柔軟性**：必要に応じて計画の調整を受け入れること。
- **自己への思いやり**：特に困難な時期には、自分に優しく接すること。
- **楽観主義**：未来について希望を持つこと。

進捗を振り返る

定期的に自分の旅の歩みを振り返る時間を作りましょう。自身のこれまでの進歩を認め、さらに成長できる部分を見つけてください。日記をつけることは、この振り返りにとても役立ちます。

共鳴周波数

私たちが消費する食品やハーブの共鳴周波数（波動）は、肉体的な健康とエネルギー的な健康の両方に大きな影響を与えている可能性があります。宇宙に存在するすべての物質は、私たちが消費する食品を含め、それぞれが特定の周波数で振動していて、それはヘルツ（Hz）やメガヘルツ（MHz）で測定されます。これらの振動周波数が、人間の体のエネルギーフィールドと相互作用し、細胞活動や全体的な健康に影響

を与えているのです。

　高周波の食品、たとえば新鮮な有機野菜や果物は、20〜90MHz の範囲で共鳴します。これらの食品は、私たちの体の振動周波数を高め、エネルギーを与えてくれるものです。そして、私たちの細胞の自然な振動とも調和していて、身体機能を向上させたり、全体的な健康を促進したりしてくれます。

　それに対して、加工されたジャンクフードは非常に低い周波数（通常 5 MHz 以下）を持っていて、これらを摂取することで、私たちの体の自然な共鳴が乱され、エネルギーレベルが低下し、細胞活動が損なわれてしまいます。

　食品を摂取する際、私たちはその物理的な栄養だけでなく、生命力やエネルギー特性も吸収しています。食品と私たちの間での「調和的な相互作用」は、細胞再生を刺激し、代謝プロセスの効率を向上させます。高周波の食品と私たちの細胞との自然な共鳴は、体の自己修復能力を高め、健康のバランスを維持する助けとなるのです。

エッセンシャルオイルとハーブの力

　エッセンシャルオイルやハーブは、その高い振動周波数で広く知られています。たとえば、ローズオイルは平均320MHz という非常に高い周波数を持ち、感情を高めたり、神経心臓受容体を活性化させたりする効果があります。ラベンダーオイルは約118MHz の周波数を持ち、リラックスやストレスの軽減、心のバランスを促進します。また、フランキンセンスオイルは147MHz の周波数を持ち、安定感を与え、免疫システムをサポートするために使われます。これらの細

胞活動は、「体と魂の間に存在する目に見えないエネルギー」を結びつける科学的原理に基づいています。

　高周波の食品やハーブ、エッセンシャルオイルを日常生活に取り入れることで、体の自然なエネルギーを支え、健康と活力を最適化することができます。この調和によって、細胞の働きが向上し、細胞が効率的に機能できるようになり、治癒と再生が促進されるのです。

健康を守るための生涯の取り組み

「私たちの体は魂を宿す神殿である」と言われます。私は、神様が与えてくれたこの贈り物である体を尊重し、大切にすることが、神様に対する敬意を示すことだと信じています。「心・体、そして魂」は密接につながり合い、それぞれが互いに深く影響し合っています。この心・体・魂を全体的にあつかうホリスティックな健康へのアプローチを取り入れることで、自分自身の全体を尊重し、高次の力に触れ始めることができるのです。

　この旅は、自分の価値観や目標を「神様の目的」と一致させる意識的な選択をすることです。それは、自分自身が「高次の存在」であることを認識し、それを育むための行動を取ることを意味しています。

　今日から始めましょう！　この章で紹介した『エッセンシャル・プロトコル』の中から、集中して取り組む分野をひとつ選び、小さな一歩を踏み出しましょう。この小さな一歩が積み重なることで、やがて大きな変化が生まれ、活力や喜び、そして深い満足感に満ちた人生へと近づくことができるでしょう。

あなたの体は神様からの贈り物です。それを敬い、大切に育むことで、真の幸せへと向かう旅の途中のあなたを、力強く支えてくれるでしょう。
　――偶然ではなく、意識的に健康になりしょう！

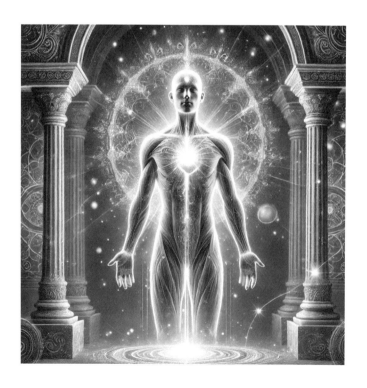

第9章

強い心と
精神的回復力を育てる

心の科学：
ポジティブな心の
あり方が持つパワー

人生という交響曲の中で、心は主役の楽器として、私たちの考えや感情、行動をまとめ上げる役割を果たしています。音楽家が練習や努力を通じて技術を磨くように、私たちも世界の複雑さに立ち向かうために、心の力を鍛えなければなりません。強い心を作り、精神的な回復力を育てることは、単にストレスに耐えることではありません。それは、困難の中で成長し、自身の「魂の力」と「認知力（考える力や理解する力）」を最大限に活用していくことを意味しています。

心の科学

　幸福感や憂鬱、その他の感情は、「**非常に現実的**」なものであり、よく言われるような「単なる思い込み」ではありません。感情や思考は、脳内の特定の化学反応やエネルギー周波数として存在しています。そして、これらの化学物質や周波数が、全身の細胞の正常な働きに大きな影響を与えているのです。この仕組みを理解することが、誰もが維持できる幸福感や精神的な強さを見つける手助けとなります。

　簡単に定義すると、「悲しさ」は望ましくない出来事や悲劇的な状況によって引き起こされる一時的な感情の状態です。一方、「うつ」は、解消しようとしても長期間続く慢性的な感情の状態です。どちらの場合でも、「**脳内化学物質のバランスの乱れ**」が原因となって、たとえ人生が順調であっても、**自動的にこういった感情が生まれることがある**のです。

　特に明確な理由もないのに悲しさを感じることは、非常に苛立たしいものですが、それが「現実ではない」というわけではありません。この「化学物質の乱れ」によるダメージは

「非常に現実的」で、放置すれば時間とともに悪化します。

　否定的な感情の状態を無視してはいけません。これらの「落ち込んだ状態」の間に血液中に放出される化学物質は、**脳細胞を含む健康な細胞を破壊します。**これらの状態が長く続けば続くほど、原因に関係なく、脳細胞や身体に退行的な変化が起こるのです。

　何万人もの患者と向き合った経験から、脳を癒し、正しい神経生理学を取り戻すことが鍵だと確信しています。「これまでとは違う気持ちになれる」という希望を持つことが、自分自身の「幸福の分子」をコントロールするための第一歩です。この後も読み進めていただければ、その具体的な方法をお教えします。

私たちは自分の脳内化学物質に依存している

　私たちが普段からどのように考え、どのように感じているかによって、脳と体の中に独自の化学的な環境が作り出されます。細胞は、良くも悪くもこの環境に順応していきます。すべての化学物質や電気信号は、対応する受容体を持つ細胞を活性化させます。

　たとえば、恥ずかしいと感じたとき、脳は顔の血管を広げるよう信号を送ります。その結果、顔が赤くなる（赤面）現象が起こります。しかし、恥ずかしさを感じるのは頬だけではありません。同じ信号が体全体に送られているため、肝臓や足の指など体のいたるところで、恥ずかしいと感じる反応が起こっています。つまり、目に見えない細胞レベルの反応も同時に進行しているのです。

こうした感情の状態が長く続いたり、頻繁に繰り返されたりすると、細胞はその独自の体内環境に適応しながら分裂し、新しい細胞を作り出します。この際、よく感じている感情の受容体は増えていき、あまり感じていない感情の受容体は減っていきます。このようにして私たちの体は細胞レベルで物理的に変化し、**脳内化学物質に依存するようになっていくのです。**

一度この依存状態が形成されると、細胞は自分たちが必要とする「ドラッグ」を求めて、脳にフィードバック信号を送るようになります。このような依存が、うつ病や不安、ストレスを長引かせる原因となることがよくあります。しかし、これを逆転させることは可能です。ネガティブな依存状態を書き換えて、役立つポジティブな依存状態を作り出すことだってできるのです。

まずは「機械」を直すこと

前の章で述べたアドバイスは、脳の健康とメンタルヘルスにも直接当てはまります。生理的な理由が原因で、**脳が正常に機能していない場合**は、セルフケアやセラピーといった努力をおこなっても、期待通りの効果を十分に得ることは難しくなります。

重金属を解毒（デトックス）すること、脳の健康をサポートするサプリメントを摂ること、そして、脳の健康に焦点を当てた食事をとることは、健康な脳と精神的な回復力、さらにはスピリチュアルな洞察力を育むための基本的なステップです。実際、この本で紹介している「エッセンシャル・プロトコル」のすべてが、「基本的な脳の健康プロトコル」とみ

なされるべきです。

心を養う：脳のための食事

　車が効率よく走るために適切な燃料が必要なように、私たちの脳もまた、正しく機能するためには正しい栄養が必要です。食事は認知機能の健康において重要な役割を果たし、記憶力から気分に至るまで、あらゆる面に影響を与えます。

　オメガ３脂肪酸を豊富に含む食品（卵、サーモン、グラスフェッドバター、クルミなど）は、脳の健康にとって欠かせないもので、脳細胞の発達や維持を助けます。料理や食事に悪い油を使うのは避けるべきです。代わりに、グラスフェッドの牛脂、バター、ラードといった良質な油を使いましょう。ココナッツオイル、オリーブオイル、アボカドオイルもおすすめです。体に良い脂肪やコレステロールは、脳にとっての「最高の友」です。

　抗酸化物質が豊富な果物や野菜は、脳細胞を長期的に損傷させる「酸化ストレス」と戦ってくれます。ここでは、食事に取り入れるべき抗酸化物質を多く含む２つの「スーパーフード」を紹介します：カカオとイタドリ（虎杖）です。イタドリは、植物の中でも特に優れた抗酸化作用を持つもののひとつです。土地の所有者には嫌われることが多い植物ですが、むしろ大切にし、積極的に活用すべき存在です。

脳を助けるハーブ：ヌートロピクス

『ヌートロピクス』は、「スマートハーブ」または「認知向上剤」とも呼ばれるもので、脳の力を高め、思考の明晰さ、記憶力、創造力、集中力を向上させることを目的とした物質

です。これらの脳を活性化させる物質には、自然由来のものと合成されたものの2種類があります。

　自然由来のヌートロピクスには、ヤマブシタケ、イチョウ葉、バコパなどがあり、植物やハーブから作られています。これらは認知機能をサポートし、脳を保護する能力で高く評価されています。一方、合成ヌートロピクスは人工的に作られたもので、副作用が多いことで知られるため、避けるべきです。

　自然由来の認知向上剤は、学生、専門職の人々、ゲーマー、さらには加齢による記憶力低下を防ぎたい高齢者の間でも広く取り入れられています。これらは生産性を向上させ、思考をクリアに保ち、負担の多い作業中に集中力を持続させる可能性があるとして称賛されています。ただし、すべてのヌートロピクスが安全で効果的というわけではありません。脳を高めると主張するすべてのものが信頼できるわけではないのです。

　多くの人々がこうした精神力を向上させるツールを探求する中で、脳の力を最大限に引き出すことへの関心が議論を活発化させています。このトピックは、科学、健康、そして野心が交差する非常に興味深いテーマとなっています。私がオンラインで公開している記事やセミナーでは、脳に良い食品やヌートロピクス植物についてさらに詳しく解説しています。

腸内環境とメンタルヘルス

　私たちが意識できる「心」の裏側では、腸と脳の間で複雑なやり取りがなされています。消化器系に存在する微生物の大規模なコミュニティである「マイクロバイオーム（腸内細

菌叢)」は、私たちのメンタルヘルスに深い影響を与えています。この「第二の脳」とも呼ばれる腸は、頭にある「第一の脳」とコミュニケーションを取り、気分やストレス反応、さらには全体的な認知機能にも影響しています。

　一部の腸内細菌は、セロトニンやドーパミンといった、「幸福感」や「やる気」に欠かせない神経伝達物質を生成する役割を担っています。プロバイオティクス（善玉菌）やプレバイオティクス（善玉菌を育てる栄養）、バランスの取れた食事を通じて健康な腸内環境を維持することが、精神的な幸福感を支える鍵となります。このことは、「健全なる精神は健全なる肉体に宿る」という、非常に興味深い事実を思い出させてくれます。毎日、発酵食品（漬物、納豆、ザワークラウト、キムチ、ヨーグルト、ケフィアなど）を摂ることは、脳の最適な機能を支える重要な要素です。

ポジティブな心のあり方が持つパワー

『ポジティブな心のあり方（PMA=Positive Mental Attitude）』とは、人生の困難を無視することではなく、それらを楽観的かつ柔軟な姿勢で受け止めることです。PMA は、私たちが自身の経験を眺める際に、希望や可能性という色彩を加えてくれる「視点を変えるレンズ」のようなものです。日常生活に PMA を取り入れることで、困難を成長の機会に変えていくことができます。

　古いことわざに、こんな言葉があります。
「山がなめらかだったら登ることはできなかった」

ときには神様が、嵐を使って私たちを良い目的地へと導いてくれることもあるのです。ポジティブな考え方を維持できる心を鍛えるためには、意識的な実践が必要です。毎朝、自分の強みや目標を再確認するアファメーション（肯定的な言葉）から始めましょう。また、ポジティブな影響を与える人々や書物、そして環境に囲まれるように心がけてください。

　心には、**何度も繰り返し聞いたことを信じる**傾向があります。ですから、繰り返し自分を励まし、自信を与えて「心を満たす」ことが大切です。長年のネガティブな思考を一晩で変えるのは難しいです。脳を再プログラムするには、膨大な量の「反復訓練」が必要なのです。

期待が知能に与える影響

　1960年代、ロバート・ローゼンタール博士は、知能と期待の力について画期的な研究をおこないました。彼は子どもたちに「知能開花テスト（Blooming Intelligence）」と呼ばれる試験を実施しました。しかし、実際にはそれは普通のIQテストでした。そして、彼はランダムに選ばれた生徒のグループを作り、「開花する生徒（Bloomers）」と名付けました。そして教師たちに、「この生徒たちは他の生徒よりも賢い」と伝えました。

　すると驚くべきことが起こりました。いわゆる「開花する生徒」とされた子どもたちは、他の生徒と比べてIQスコアが大幅に向上しました。成績が上がっただけでなく、IQスコアも9ポイント以上上昇したのです。

　テスト結果から自分たちが「賢い」と認識し、教師が自分たちを信じているという事実を内面化したことで、生徒たち

は期待に応えようと努力しました。教師たちは、これらの生徒により多くの励まし、より挑戦的な課題、そして個別の指導を提供しました。その高い期待が、教師自身も気づかないうちに、生徒たちの成長を促す環境を作り出していたのです。

優れたリーダーは、自分が導く人々を信じています。これは、ビジネスであろうと、政治家、医師、教師、あるいは親であろうと同じです。この研究は、私たちに自分自身への期待を振り返り、それがどのように思考を形作っているのかを考えるきっかけを与えます。あなたが導いている人々を信じましょう。そして、自分自身を信じましょう。

NASAによる若き天才の探索

1968年、ジョージ・ランド博士は、幼い頃から天才的な創造力を持った子どもを特定する画期的な研究をおこないました。このテストはもともと、NASAが革新的な考えを持つ人材を見つけるために開発したものですが、その後子どもたちに対して実施されました。ランド博士は、子どもたちの創造性が非常に高いことを発見しましたが、教育制度の画一化によってその創造性が抑えられていることも明らかにしました。

この研究では、5歳児の98%が「天才」レベルの創造性を持っていることが示されました。しかし、同じグループが成長するにつれて、10歳では30%、15歳では12%に減少しました。そして18歳になると、わずか2%にまで低下したのです。

ランド博士はこの減少の原因を、伝統的な教育や社会的なプレッシャーによって、「画一性」を重視しすぎるあまり

「独自の考え方」が抑制されていることにあるとしました。この研究は、創造性を生涯にわたって育む重要性を強調し、教育機関に対して「個人の創造的思考をどのように育て、維持していくべきか」を再考するよう促したのです。

　これらの研究は、「自己成就予言」の力を明らかにしました。つまり、誰かに大きな期待を抱くと、その期待が相手を動かし、期待通りの成果を引き出す可能性があるということです。同じ原則が、長寿に関する研究にも応用されました。

　75歳から85歳の人々のグループが、自分たちが10代だった頃の典型的な町を再現した映画セットに配置されました。そこで彼らは2週間の間、再び10代に戻ったように振る舞うことを求められたのです。食べ物、音楽、映画、車など、すべてがその時代に合わせたものでした。

　実験の前後におこなわれた血液検査では、老化に関連する25の重要な指標が調べられましたが、どの指標でも「若返り」が確認されました。それだけでなく、彼らは若く、健康的に感じるようになり、体の動きが良くなり、睡眠の質が向上し、認知機能や記憶力も改善しました。

　この結果は、暗示の力、つまりプラセボ効果が実在することを証明しています。また、その逆の「ノセボ効果[12]」も同様に存在します。**私たちの言葉や考えには力があります。だからこそ、それらを賢く使うべきなのです。**

12　**ノセボ効果**とは、プラセボ効果（偽薬効果）の反対の現象を指します。プラセボ効果は、薬効のない偽薬でも「効く」と思い込むことで実際に症状が改善する現象です。一方、ノセボ効果は、「効かない」「悪い影響がある」と信じることによって、実際に症状が悪化したり、望ましくない影響が現れる現象を指します。

第9章　強い心と精神的回復力を育てる

コンパートメンタライゼーション

人生の複雑さに対処するための心のツールボックス

『コンパートメンタライゼーション（区分化）』とは、矛盾する考えや感情、または人生のさまざまな側面を、明確に分けられた個別の「引き出し」に分けるように整理する心理的戦略のことです。これは、仕事のストレス、個人的な問題、感情的な課題といったものをそれぞれ別々の引き出しに分け、一度にひとつだけを開いて目の前のことに集中するようなものです。機械的に聞こえるかもしれませんが、実際には、人生の複雑さを管理するために、人間の心が自然に活用している有益な方法です。

ストレスの多い状況におけるコンパートメンタライゼーションの役割

ストレスに直面したとき、コンパートメンタライゼーションは、盾のような役割を果たし、ひとつの問題が心全体を圧倒してしまうのを防ぎます。たとえば、消防士が火災に対応している場面を想像してください。命にかかわる重要な決断をくだす際に、個人的な問題を考えている余裕などありません。一時的に無関係な感情を脇に置くことで、プレッシャーの中でも集中力を維持し、効果的に行動することができるのです。

ただし、重要なのは、**あとでこれらの感情に向き合い、処理することです。**そうしなければ、**未解決の負担が積み重なってしまう危険性**があります。

205

仕事におけるコンパートメンタライゼーション

　プロフェッショナルな世界では、このスキルは欠かせないものです。仕事では、外部の状況に関係なく、高いパフォーマンスを求められることが多々あります。感情や個人的な問題を「区分化」することで、業務に集中し、感情が仕事に悪影響を及ぼすリスクを回避できます。

　同様に、仕事上の問題を職場に留めることで、より健全なワークライフバランスを維持することができます。これにより、締め切りによるストレスが、家族や愛する人たちとの大切な時間に影響するのを防ぐことができるのです。

健全な境界線による人間関係の向上

　人間関係において、コンパートメンタライゼーションは、賢く使うことで調和を生む助けとなります。たとえば、人生の他の部分から生じるフラストレーションを切り離すことで、パートナーや友人との交流に悪影響を与えないようにできます。

　ただし、**バランスが重要**です。健全な人間関係はオープンなコミュニケーションによって成り立つため、「区分化」が**回避の手段になってはいけません**。困難な感情を無期限に隠し続けるのではなく、建設的な議論のための余地を作ることが目標となります。

集中することで個人的な問題へ対処する

　人生の問題は、しばしば一度にすべてに対応しなければならないように感じられるため、圧倒されることがよくあります。コンパートメンタライゼーションは、これらの課題を管

理可能なパーツに分解し、体系的に対処する助けとなります。このアプローチは、状況の大きさに圧倒されるのではなく、解決策に集中できる力を与え、「物事を自分で管理できている感覚」を高めてくれます。

コンパートメンタライゼーションを効果的に活用する方法
視覚化やロールプレイ：問題が発生したとき、ロボットになりきってみましょう。ロボットなので、問題の事実は認識しているものの、感情はゼロです。それから、利用可能なツールを使って、論理的かつ体系的に問題に取り組みます。

　感情（特に不安、ストレス、心配、恐怖）を一時的に切り離すことで、問題により効果的に向き合うための時間とエネルギーが解放されます。感情はときに誤った判断を引き起こすこともあるので、感情のエネルギーはまた別の機会のために取っておきましょう。「満足感」「充実感」「愛」「喜び」「幸福感」のために残しておきます。このスキルを身につけ使いこなすには、他の新しいスキルと同じく、多くの練習が必要です。

- **感情を認識しラベリングする**：自分が何を「区分化」しているのか、なぜそうしているのかを認識しましょう。このような意識を持つことで、感情の抑圧を防ぎ、あとになって長期的な問題につながるのを回避できます。
- **明確な境界線を設定する**：それぞれの「引き出し」に対し、いつどこで注意を向けるべきかを決めておきましょう。こうすることで、いまこの瞬間に集中することができるようになります。
- **マインドフルネスを実践する**：瞑想や日記を書くといっ

たテクニックを活用して、異なる区分間をスムーズに移行できるようにしましょう。こうすることで、何かを忘れたまま放置しておくことを防げます。

コンパートメンタライゼーション（区分化）は現実を否定することではなく、混乱の中で心の秩序を作り出すことです。慎重に正しく活用すれば、集中力を保ち、ストレスを管理し、より健全な人間関係を育むための強力なツールとなります。ただし、**間違った使い方をすると、回避行動になってしまう危険性もある**ので、自分自身の内面をよく見つめることが最善のガイドとなります。どんなツールでも、その価値は使い方次第で決まります。

思考の共鳴：エネルギーと周波数

私たちの思考にはエネルギーがあり、それは池に投げた石が水面に広げる波紋のように、私たちの目に見えない範囲にまで影響を与えます。『共鳴周波数』とは、**特定の振動が物質やエネルギーに影響を与える**という考え方です。これは単なる抽象的な概念ではなく、実際に私たちの精神状態に具体的な影響を及ぼします。

たとえば、一部のエリートたちが、５Ｇや特定の周波数を使って私たちを操作しようとしているように、私たちもこの原理を「良い方向」に活用することができるのです。

古代の建造物（ピラミッドなど）やクラシック音楽の作曲には、人間の心を高め、細胞を活性化させる「**調和のとれた周波数**」が使われています。自然の調和に調律された音楽を聴くことで、癒しやリラクゼーション、創造性、宇宙と調和

している感覚が生み出されます。

それとは反対に、現代音楽の中には「不調和な周波数」を含むものもあり、心を落ち着かせるどころか、逆に不安や緊張を引き起こすことがあります。このことは、**私たちが日々触れる音やエネルギーがどれほど重要か**を示しています。

興味深いことに、20世紀に音楽の標準調律が変更されました。もともとは自然の振動と調和しやすい「432Hz」でしたが、それが「440Hz」に変更されたのです。「440Hz」は刺激的で不調和だとされていて、多くの人の心や感情に影響を与える原因となっています。

変更された理由は、音楽が聴き手に与える共鳴に影響を与え、私たちの精神状態や感情に悪影響を及ぼすためです。これもまた、多くの人類から奪われた古代の知恵の一部なのです。

> ニコラ・テスラは、宇宙を理解する上でエネルギーと周波数の重要性をしばしば強調していました。彼はこう述べています。「私たちの生物学的システム全体、脳、そして地球そのものが、同じ周波数で動いているのだ」と。

グラウンディング：地球のエネルギーとつながる

はい、これもまたエネルギー周波数に関するお話です。技術が発達した現代では、私たちはしばしば地球の自然なリズムとのつながりを失いがちです。グラウンディング（またはアーシング）とは、芝生や砂の上を裸足で歩くといった方法

で地面に直接触れ、地球の電子と再びつながる実践のことを指します。

　グラウンディングをおこなうことで、炎症を軽減し、睡眠を改善し、全体的な健康と幸福感を高める効果があるとされています。これは、グラウンディングにより体が地球の「負の電子」を吸収できるためです。多くの人々が、地球とつながった後に、よりリラックスし、エネルギーが湧くように感じると報告しています。とても簡単ですが、エネルギーのバランスを取り、心の明瞭さを見つけるための非常に奥深い方法です。

心の持つスピリチュアルな本質

　遠くの美しいメロディをキャッチするためにラジオの周波数を調整する様子を想像してみてください。私たちの心もこれに似ていて、『スピリチュアルなチューナー』として機能しますが、それをうまく働かせるには、「精密な調整」と「訓練」が必要です。このプロセスは一朝一夕で達成できるものではありません。自身をより高次元の思考や意識の周波数に調和させていくためには、「繰り返しの練習」と「ひたむきな努力」が求められるのです。

　祈りや瞑想は、この試みを助ける強力なツールです。それらは単なるスピリチュアルな実践ではなく、脳スキャンでも物理的な変化が確認できるエクササイズでもあります。たとえば、注意力、感情の調整、自己認識に関連する脳の領域に変化を与えることが科学的に確認されています。研究により、定期的な祈りには平和な感覚を高め、ストレスを軽減し、健

康状態を向上させる効果があることがわかっています。

これらの実践は、私たちの内側に眠る「強さと癒しの源泉」にアクセスする助けとなり、精神面だけでなく身体面の健康も向上させます。『A-D-I-O（Above Down Inside Out）』とは、癒しの力や無限のエネルギーが「神様から私たちに上から下へ流れ込み、私たちの内なる魂から身体へと放射される」という意味を持っています。

信仰と集中、祈りと瞑想の共通点

信仰とは、自分自身を超えた何か偉大な存在、つまり「宇宙のより高次の力」や「生命の本質的な善」を信頼し、確信を持つことです。この信仰と集中を組み合わせることで、目標に向かう力や目的意識が深まり、強力な相乗効果を生み出すことができます。

そして、祈りと瞑想にも、マインドフルネス（いまここに集中する心の状態）と目的意識を育むという共通点があります。これらは心を静め、内面を見つめ、私たちの魂、神様、そして周囲の世界との深いつながりを養う手助けをします。定期的にこれらを実践することで、精神的な回復力が高まり、不安が軽減され、より落ち着いた平和な人生を送ることが可能となります。

祈りと瞑想を組み合わせることで、**心の中の混乱や雑念を高次の思考へと置き換えること**を学べます。神様に思考を集中させることは、悟りへの扉を開ける鍵となるのです。

心を鍛え、精神的回復力を高める旅

強い心を築き、精神的な回復力を育むことは、私たちの存

在における身体的、精神的、そしてスピリチュアルな側面を織り交ぜる旅です。それは、脳だけでなく「**魂を養う実践**」——たとえば食事、ポジティブな思考、スピリチュアルなエクササイズ、自分と調和する癒しの周波数——を受け入れることです。

現代生活の複雑さを乗り越える中で、「私たちの心」こそが、**現実を形作る強力なツール**だということを忘れないようにしましょう。自分を強化し、高める実践に取り組むことで、私たちは優雅に困難に立ち向かい、現在の瞬間に喜びを見つけ、内面と外側の世界の間に「調和の取れたバランス」を生み出すことができるのです。

自分の内なる力を受け入れましょう。繰り返し練習することで、自身の「スピリチュアルチューナー」を微調整しましょう。心を栄養豊富な思考や食べ物で満たしましょう。ポジティブなエネルギーを求め、周囲の良いエネルギーとつながりましょう。そして、その**ポジティブな「周波数の共鳴」**が

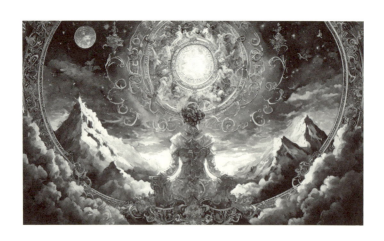

自身の意識を高めていくのを感じてください。そうすること
で、回復力のある強い心を築けるだけでなく、人生のあらゆ
る側面を豊かにすることができるでしょう。

第10章

神聖な周波数への
アクセス

現代社会における
スピリチュアルパワーの構築

「騒音や注意をそらすもの」にますます引き寄せられる世界の中で、多くの人が感じながらも理解できない『内なる平和への呼びかけ』があります。心の奥深くに響きわたるこの呼びかけは、私たちの神聖な可能性に目覚めるよう誘う『神霊（スピリット）』の声です。

ラジオの電波が、見えない周波数を通じて音を私たちの耳に届けるように、神霊もまた、高次の力と真実を私たちの魂に伝えています。**それを受け取るには「周波数を合わせる」必要があります。**この章では、古代の神聖な教えや、エネルギー、周波数、そして祈りの持つ変革の力に関する現代の洞察をもとに、スピリチュアルパワーを創造し、育て、強化する方法を探求していきます。

神聖な周波数の理解と習得

古代の文献には、当時の人々が理解し使用していた「さまざまな周波数」を正確に描いた図や説明があります。これらの周波数パターンの一部は石に彫刻されており、建物や都市全体の形状として表現されているものもあります。私たちが

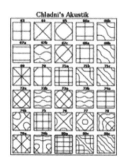
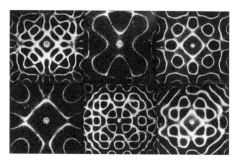

第10章　神聖な周波数へのアクセス

神様とコミュニケーションする能力の背景にある科学的な原理は、これらの周波数の中にあると私は信じています。このテーマは非常に奥深いため、この章ではその表面をかすめる程度に留めます。スピリチュアルなエネルギーや創造の力について探究しようとすれば、一生をかけても足りないくらいでしょう。

　この分野には「神聖幾何学」「神聖な周波数」「サイマティクス」「ソルフェジオ周波数」「量子物理学」などさまざまな名前が付けられていますが、共通しているのは『神霊』と私たちの中に宿る『霊魂』です。古代の人々はこれを知っていました。そしていまこそ、私たちがそれについて学ぶときなのです。

　植物も音楽に反応し、目には見えないエネルギーを通じて人を認識する能力を持っています。クラシック音楽を聴かせたり、世話をしている人が話しかけたりすると、植物の成長が良くなることがわかっています。植物をセンサーに接続すると、その反応を測定することができます。世話をしている人が近づくと植物のエネルギーが高まりますし、多くの植物は２km も離れた場所から世話をしている人を感知できたりするのです。

　さらに、植物は良い思考や感情、悪い思考や感情にも予測可能な反応を示します。もし植物がこれらの脳波や周波数を感知できるのだとしたら、あなたの潜在能力もまたどれほど素晴らしいものかと考えてみてください。

　すべてのエネルギーの波長には、目に見えるもの、聞こえるもの、特別な機器を使って測定されるものも含まれますが、

217

これらはすべてスピリチュアルな力を伝達し、受け取る仕組みの一部です。いまこそ、あなたの中に眠る「神様から与えられた力」を解放するときです。

あなたの世界を変える「集中させた思考」の力

　孵化したばかりのヒヨコを、母親ではなく小型のロボットに「インプリンティング（刷り込み）」させる実験がおこなわれました。インプリンティングとは、ヒヨコが最初に目にした動く物体と絆を形成する自然なプロセスです。この実験では、ロボットとヒヨコの間にその絆を作り出すためにこのプロセスが活用されたのです。

　ロボットの動きは完全にランダムにプログラムされており、ヒヨコと接触する前にその動きのパターンが記録されました。ヒヨコはロボットを追いかけたり、かかわったりすることを許され、その「刷り込まれた絆」を強固にしていきました。

　次の段階では、インプリンティングされたヒヨコを箱の外に置き、ロボットを視覚的にのみ観察できるようにしました。すると、驚くべきことに、それまでランダムだったロボットの動きが変化し、ヒヨコの近くに留まるようになったのです。

　要するにヒヨコの存在が、完全にランダムに動くようプログラムされたロボットの動きに影響を与えたということです。これは、**ヒヨコの「集中した注意」が間接的にロボットを導い**たためです。この現象は、「生物とその環境との間にある動的な相互作用」を示しており、**人工的な存在を含む状況でも同様**です。この実験は、**生物が予想外の方法で周囲に影響を与える仕組み**を理解する上で重要な意味を持っています。

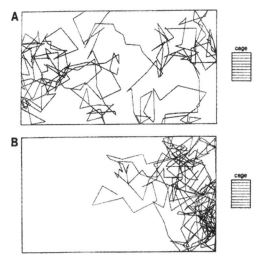

Figure 3.12. Psychokinesis experiments conducted by Rene Peoc'h on young chicks interacting with a robot controlled by random number generator. (Peoc'h, 1988)
※実験におけるロボットの動きの変化

私たちを結びつける目に見えない力

　私たちは「神様の家族」として、目に見えない方法でお互いにつながっています。初対面の見知らぬ人同士が握手を交わし、自己紹介をするとき、興味深いつながりが生まれるのです。

　こんな実験があります。ふたりの被験者が初めて挨拶を交わしたあと、それぞれ別々の暗い部屋にわかれ、脳波を測定するセンサーを装着します。ひとりの被験者が光を浴びると、その人の視覚野の脳活動が急上昇するのですが、驚くべきことに、暗闇にいるもう一方の被験者にも同じく視覚野での活動が記録されるのです。

　ただし、これは**最初にふたりを出会わせてなかった場合に**

は起こりません。この実験は、実際に測定可能な「テレパシー的コミュニケーション」の一例です。この能力は、私たち全員が持っているものです。

この脳のつながりは双子の間で特に強くなります。たとえ数千マイル離れていても、彼らの脳は完全に同期しています。どれだけ離れていても、脳活動に時間差は全くありません。それは「速い反応」ではなく、「同時の反応」です。これは**「量子もつれ（クォンタムエンタングルメント）」**という現象の一例です。

まるで原子の粒子が同時にふたつの異なる場所に存在しているかのようです。実際に量子もつれの写真も存在します。見慣れたシンボル（太陰太極図）が、同じような形をしていることにも気づくでしょう。この現象は、現代の最高の技術がようやく認識し始めたものですが、何千年も前に古代の人々はすでに知っていたのです。

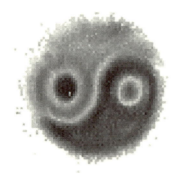
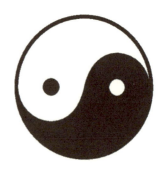

※量子もつれの写真と太陰太極図

なぜ神聖な周波数がそれほど重要なのか？

　神聖な周波数は、人間の共鳴と調和しているから重要なのです。たとえば、ソルフェジオ周波数は、7.83〜8Hzのシューマン共鳴と調和していて、ポジティブな効果を持ちます。音楽的に言えば、これらの周波数は8Hzから始まり、音階をオクターブごとに上昇させ、C音が256Hzで振動し、A音が432Hzで振動するように導き出されます。この周波数に調律された音楽は「科学的調律」として知られています。

　1936年にアメリカ合衆国、そして1953年には世界全体が、この432Hzの科学的調律を音楽から排除し、現在も使用されている440Hzに置き換えました。癒しの周波数から、混乱を引き起こす周波数へと変えられてしまったのです。

　──それでは、いくつかの周波数と、それが体や心に与える癒しの効果について簡単に見てみましょう。

神聖なソルフェジオ周波数の一覧：

　174Hz──痛みの緩和

　285Hz──組織の修復

　396Hz──恐怖と罪悪感の解放

　417Hz──ネガティブなエネルギーの除去

　528Hz──DNAの修復

　639Hz──愛と人間関係の改善

　741Hz──毒素の除去

　852Hz──細胞の変容

　963Hz──意識の向上

これらの周波数は、音響療法（サウンドセラピー）や瞑想、スピリチュアルな儀式でもよく活用され、個人の成長や癒し、そしてより高次のエネルギーとの深いつながりを促進します。

これらの周波数の多くは人間の耳で聞き取ることができますが、一部の癒しの周波数は耳で聞こえない範囲での振動現象に対応しています。また、電磁周波数に関連するものもあり、それには可視光線だけでなく、より低い範囲や高い範囲の直接的には感知できないものも含まれます。

脳や体を適切にケアし、神様とのつながりを意図してこれらの周波数を活用することで、その効果と力は指数関数的に高まります。

人間が生み出すエネルギー周波数の科学

思考や感情が物理的な世界を形作ることができるという考えは、何世紀にもわたって人々の想像力をかき立ててきました。そして、この概念をより鮮やかに具現化した物語の中でも特に際立つもののひとつが、江本勝博士の研究です。

日本の研究者であり著作家でもある江本博士は、水が人間の意識に「反応」できることを示した実験で国際的な名声を得ました。彼の研究は、水がさらされたエネルギーや意図を、「凍った水の結晶の驚くべき写真」という形で反映したものでした。

江本博士による水の波動実験
江本博士の実験は、シンプルでありながらも深遠な前提から始まりました。──水が生命の基本要素であるならば、そ

第10章　神聖な周波数へのアクセス

れは、向けられた思考、言葉、感情を何らかの形で反映でき
るのではないか？

　これを検証するために、江本博士は「神」「愛」「感謝」
「憎しみ」「怒り」といった言葉が書かれたラベルが貼られた
水のサンプル容器を用意しました。そこにある言葉は、それ
ぞれに対応する感情を考えたり感じたりしながら書いて貼っ
たものです。彼はこれらのサンプルを凍らせ、顕微鏡でその
結晶を観察してみました。

　結果は衝撃的でした。**ポジティブな言葉にさらされた水は、
雪の結晶のように対称的で精巧な形を形成しましたが、ネガ
ティブな言葉にさらされた水は、混沌として断片的な形にな
っていたのです。**

　書かれた言葉だけが反応を引き起こしたわけではありませ
ん。音楽や祈りもまた大きな影響を与えることがわかりまし
た。祈りの言葉やクラシックの名曲を「聞いた」ときには、
水は優美で調和のとれたパターンを作り出しましたが、ヘビ
ーメタルを聞かされた場合には、ギザギザで不規則な形が現
れました。さきほど触れた現代の音楽に対する周波数変更の
話を思い出してください──つまり、そういうことなのです。

　さらに、**人間の意図（ポジティブな思考、祈り、瞑想的な
エネルギー）だけでも、水の構造が変えられる**こともわかり
ました。この研究はいまでも、ホリスティックやスピリチュ
アルなコミュニティの間で、深い共感を呼び続けています。
多くの人々にとって、江本博士の研究は、古代の伝統が長ら
く教えてきた「人間のエネルギーが自然界に深い影響を与え
る」という教えを裏付けるものだったのです。

223

江本博士の研究が与えた影響

江本博士の研究は、より深く哲学的な真実——つまり、「すべてのものがつながっている」という考えに触れるものでした。彼の写真は、愛、感謝、怒りといったエネルギーが、私たちの周囲の世界にどのように波及するかを示す視覚的な比喩として機能しました。

スピリチュアルやホリスティックな分野において、彼の研究は、「意図の力」と「私たちの思考や感情」がどのように微細に現実を形作ることができるかを強調するものとして高く評価されています。また、この研究は、プラセボ効果やノセボ効果の力を視覚化したものとも言うことができるのです。

主流の学術界は、このアイデアを根拠なく否定しましたが、量子生物学やノエティックサイエンス（意識科学）はこれらの問いかけを受け入れています。これらの分野では、意図やエネルギーが物理的な世界とどのように相互作用するのかという神秘的な仕組みに深く迫っています。たとえばジャック・ベンベニストといった一部の研究者は、水が一度でも接触したことのある物質の「記憶」を保持しているという仮説を立てています。

最終的に、江本勝博士の物語は、私たちの思考や感情が持つ力を探求する旅へと私たちを誘います。これはまた、私たちのDNAに対するエピジェネティックな制御の基盤でもあります。彼の研究は、私たちが周囲の世界とどのようにかかわっているかを振り返るきっかけを与えてくれます。それは、水のように、私たちもまた**与えたり受け取ったりするエネルギーによって形作られること**、そしてそれが、おそらく私たちが理解し始めたばかりの方法でおこなわれることを思い出

させてくれるのです。

真の力の源泉とつながるために

　神は光、真実、力の究極の源です。すべてのものに宿り、すべてに命を与え、すべてを統べる法則である光、それこそが神様の力なのです。この高次のエネルギーは目には見えませんが、常に存在し、すべてを通じて流れています。それは宇宙を支え、私たちの心を照らしてくれています。私たちが意識的にこの力と調和するとき、私たちは霊的に成長するだけでなく、人生のあらゆる側面に神聖な目的を見出し始めるのです。

　受精の神秘的な瞬間、精子が卵子に出会うとき、驚異的な出来事が展開されます——「生命の火花」としばしば呼ばれる光の爆発です。この輝かしい現象は、単なる科学的な驚異にとどまらず、創造の神秘とも深く共鳴します。

　この光り輝く閃光は、魂が新しい肉体に宿り、それを動かし始める具体的な証明です。それは魂が地上での存在を初めて抱きしめる瞬間です。この光は、『生命』が単なる生物学的な現象ではないことを思い起こさせてくれます。また、存在にとっての唯一無二で繰り返すことのできない旅の舞台を整える「神聖な調和」と「宇宙的なつながり」でもあるのです。この光は、人間の生命の起源であるだけでなく、私たちを創造する際に織り込まれた霊的次元の存在を深く証明するものです。

　では、どうすればこの力にアクセスできるのでしょうか？——イエスがその明確な手本を示してくれています。彼はし

ばしば群衆から離れ、祈りを捧げ、父なる神と交わり、この力を受け取っていました。祈りと神聖な真実に基づくスピリチュアルな実践は、神様の永遠で無限のエネルギーとつながるための入り口であり続けるのです。

祈りと変容の科学

　現代科学はいま、古代の聖典が長らく教えてきたこと——「**祈りが私たちを変える**」という真理——の一端を垣間見始めたところです。ハーバード大学やデューク大学などの研究により、祈りや瞑想が人間の体と心にもたらす深い効果が実証されました。定期的な祈りがストレスを軽減し、感情的な健康を改善し、さらには癒しを促進することが、研究者たちによって発見されているのです。

　たとえば、医学誌『Psychosomatic Medicine』に掲載されたある研究では、定期的に祈りをおこなう人々の脳活動において、測定可能な変化がみられたことが示されています。研究者たちは、共感、思いやり、問題解決能力に関連する脳の領域で、活動が増加していることを発見しました。同じく、アメリカ国立衛生研究所（NIH）の研究では、祈りや瞑想が、平穏や幸福感もたらす神経伝達物質：「ガンマアミノ酪酸（GABA）」の生成を促進することが明らかになっています。

　しかし、祈りは単なるストレス解消法や心理学的なツールではありません。それは、**私たちを高次の存在とつなぐスピリチュアルな実践**です。真剣な意図をもって祈り、自らの意志を神様の意志と一致させようとするとき、神霊が私たちを導き、癒し、力を与えるための扉が開かれます。祈りは、私

たちの精神だけでなく心と魂をも変容させ、私たちを真実へと導く『静かな小さき声』（列王記第1　19：12）に耳を澄ますように促してくれるのです。

祈りの科学：変化への扉

　祈りは長い間、多くの信仰における精神的実践の中心をなしてきましたが、近年、研究者たちはその効果を、科学の観点からも探求し始めています。科学は「神聖さ」を測定したり、「スピリチュアルな能力」を完全に理解したりすることはできませんが、祈りが人間の心、体、そして人間関係に与える観察可能な影響を研究することができます。そこから浮かび上がるのは、身体面、心理面、感情面にもたらされる**祈りの持つ深い恩恵**を示す説得力のある姿です。

祈りが体に与える効果

　祈りには脳の活動やストレス反応、さらには治癒にまで影響を与える力があります。このことは研究によって「**測定可能な身体的効果**」として確認されています。定期的に祈る人の体は、瞑想や深呼吸をおこなったときと同じようなリラックスした状態になります。この状態は副交感神経系を活性化させ、心を落ち着かせ、心拍数を下げ、血圧を低下させます。

　ハーバード医科大学のハーバート・ベンソン博士がおこなった画期的な研究では、祈りの最中に「リラクゼーション反応」と呼ばれる現象が観察されました。この反応には、ストレスホルモンであるコルチゾールの減少や、「愛のホルモン」として知られるオキシトシンの増加が含まれていました。これらの生理的変化は、心の平安や幸福感をもたらし、人々が

227

困難を乗り越える力を大きく高めます。

祈りは治癒の場面でも研究されています。内科医学誌『Archives of Internal Medicine』に掲載された研究では、自分の代わりに他者から祈ってもらった患者のほうが、そうでない患者に比べて手術後の回復率が向上したことがわかりました。たとえ患者自身が祈られていることを知らなかったとしても、回復が早かったのです。この現象の背景にある仕組みは未だ解明されていませんが、こうした発見は、科学がまだ完全に理解できていない方法で祈りが癒しを促進する可能性を示唆しています。

ある研究では、毎日12分間の集中した祈りを8週間続けることで、MRIや脳のスキャンに明らかな変化が現れることがわかりました。祈りは脳の神経経路を積極的に再構築しているのです。一方で、恐れや不安、許せない気持ちといった有害な思考は、それらが生み出す化学物質やエネルギーの周波数を通じて、脳や体にダメージを与えます。水の結晶に関する実験と同様に、特定のエネルギー周波数に継続的にさらされることで、物理的な変化が引き起こされるのです。

これが、私たちの思考や感情が重要である理由です。このようにして、祈りは無限の癒しの力を引き出す手段として、常に活用できるものなのです。

祈りが心に与える効果

心理的な面では、祈りは感情的な幸福感を高めたり、自制心を強めたり、問題解決能力を向上させることと関連しています。祈りは感情を整理し、考えを明確にし、困難な状況に意味を見いだす助けとなります。

第10章　神聖な周波数へのアクセス

　これとは対照的なのが「恐れ」です。人は恐れを感じているとき、理性的に考えることができなくなります。脳が、**原始的な感情に基づいた意思決定の方法**に戻ってしまうのです。そして、コロナ禍のように慢性的な恐怖の状態に置かれると、人はトラウマ状態に陥り、思考や論理が凍りついたようになります。**考える力が失われるのです。**この瞬間が、「敵」が攻撃を仕掛けてくるときなのです。――しかし、**祈りや信仰がもたらすエネルギーがあれば、恐れや疑いのエネルギーは同時に存在できなくなります。**

祈りが脳に与える効果

　トーマス・ジェファーソン大学の神経科学者アンドリュー・ニューバーグ博士は、祈りが脳に与える効果について詳しく研究してきました。高度な画像技術を用いた研究では、祈りが前頭葉（集中力、意思決定、共感を司る部分）を活性化することがわかりました。同時に、祈りには、恐怖やストレスを司る扁桃体の活動を落ち着かせる効果もあります。この二重の効果により、祈りを実践することで、集中できると同時に心が穏やかになる理由が説明できます。

　さらに、祈ることで感謝の気持ちが高まり、孤独感が減ることもわかっています。祈りの中で感謝を表現することは、神様との関係を深めるだけでなく、ポジティブな体験に意識がむきやすいように脳を配線しなおしてくれるのです。祈りを実践し続けることで、考え方が変わり、困難な状況でも楽観的でいられる「希望に満ちた心」を育むことができます。

229

祈りがメンタルヘルスに与える影響

　不安やうつ、悲しみに苦しんでいる人々にとって、祈りは「救いの手」となります。祈りは、不安や希望を言葉で表現するための明確な手段を提供し、状況が手に負えないと感じるときでも、コントロールできている感覚や主体性を高める助けとなります。この「感覚」と、祈りの高周波がもたらす「身体的な変化」が結びつき、精神的な癒しが生まれるのです。

　『The Journal of Behavioral Medicine』に発表された研究によると、毎日祈りをおこなった人は、おこなわない人々に比べて、不安やうつのレベルが低いことがわかりました。祈りが参加者に強い目的意識や希望を与え、それがストレスの影響を和らげる役割を果たしていることが示されたのです。

　祈りはまた、逆境に立ち向かう力（レジリエンス）を育む助けにもなります。困難なときに神様に頼ることで、人は自分がひとりではないと感じることができます。この「高次の力」に対する信頼は、信念と勇気をもって困難に立ち向かうための『心のあり方』を育ててくれます。

祈りと社会的なつながり

　祈りの最も重要な効果のひとつは、神様との関係や他者との関係を強化する力です。祈りは謙虚さや思いやりを育み、人間関係を良好にします。大切な人のために祈ることで、その人とのつながりや思いやりの気持ちが深まることはよくあります。

　マイアミ大学が実施した研究では、一緒に祈りをおこなったカップルは、おこなわなかったカップルに比べて、お互い

の関係性に対する満足度や献身度が高いことが示されました。祈りの実践が、カップルの対立をより効果的に解決し、パートナーをより深い思いやりの視点で見る助けとなったのです。研究者たちは、祈りが共通の目的意識を生み出し、カップルの目標や価値観を一致させたと結論づけました。

　祈りがもたらす社会的な恩恵は、親しい人間関係を超えて広がります。コミュニティのために祈ることで、帰属意識や責任感が高まることがよくあるのです。このような周囲への意識は、他者への貢献や親切な行動を促し、社会的な絆を強化するとともに、個人とコミュニティの両方を向上させます。

　研究によると、スピリチュアルな意識を持つ人々の割合が高いコミュニティでは、神様を中心に据える人々の数が少ない都市部と比べて、犯罪率や貧困率が顕著に低く、経済的な繁栄があり、幸福感や満足感のレベルが非常に高いことが報告されています。

集団祈禱の力

　個人の祈りに確かな効果がある一方で、家族や信徒、またはコミュニティ内でおこなわれる集団祈禱には、また別の独自の力があります。グループで祈ることは、人々を目的や意図で結びつけ、スピリチュアルな相乗効果を生み出す雰囲気を作り出します。

『Social Science & Medicine』に掲載された興味深い研究では、自然災害時において、一緒に祈りを実践したコミュニティは、そうでないコミュニティに比べてトラウマのレベルが低く、回復が早かったことがわかりました。集団祈禱は、感情的なサポートを提供するだけでなく、コミュニティの結束

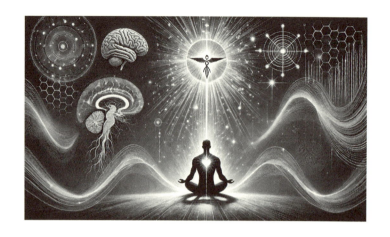

を強化し、危機に直面したときに、より高い回復力を引き出す助けとなるのです。

注意！　偽スピリチュアル実践の危険性

　世の中には多くの「偽物のスピリチュアルな実践」が存在します。それらは一見無害、あるいは役立つように見えるかもしれませんが、**「私たちが神様の子である」という永遠のアイデンティティに関する基本的な真実から私たちを遠ざける可能性があります**。神様の栄光とは「知性」——すなわち**光と真理**です。神様をぼんやりとしたスピリチュアルな概念で置き換えるような実践は、神様の本質や計画を理解することから得られる「完全なる真実」に欠けています。

　あなたが「善人」であったとしても、**誤った方向に導くことができさえすれば、悪魔にとってはOKなのです**。どんなに善良な人々であったとしても、「真実の可能性」を見逃し

てしまうことはあります。それは**すべての霊（スピリット）が神様から来ているとは限らない**からです。

　悪の源から来る影響は非常に巧妙に偽装されており、善良な人々であっても、気を散らされれば欺かれることがあります。神様はこう言っています。——私はあなたが騙されないように、すべてのことに「正しい基準（パターン）」を与えます。なぜなら、悪魔（サタン）は自由に動き回って人々を欺こうとしているからです。

　新約聖書におけるキリストの根本的な敵は、パリサイ人、律法学者、法学者です。パリサイ人は宗教的な偽善者たちであり、律法学者は自分の知識を崇拝する学者たち、法学者は法律を武器として利用する者たちです。

　新約聖書の中のパリサイ人たちの行動[13]は、最良のアイデアが最悪の人物によって最悪の方法で使われる可能性があることを示しています。これは、「存在に関する深い矛盾」かもしれません。最も邪悪な人々が、最も優れたアイデアを使って最悪の行動を取ることがあるということです。

　ですから、**「何が正しいか間違っているか」とただ不平不満を言うのではなく、天の窓を開いて自分自身で神様からのメッセージを受け取ってみませんか？**——いまほど、神霊がどのようにあなたに語りかけているかを知ることが重要な時代はありません。私はあなたに、スピリチュアル能力を高めて「神様からの個人的なメッセージ」を受け取れるようにな

13　**パリサイ人たちの行動**：新約聖書においてパリサイ人たちは、律法を厳格に守ることを強調しながらも、その目的や精神的な意義を見失い、他者を厳しく裁くために使いました。文中で述べられる「パリサイ人たちの行動」は、最良のアイデア（たとえば、律法や宗教的規範）が、彼らのような偽善的な人物によって最悪の形で利用されることを象徴しています。

るために、できる限りの努力をするよう強くおすすめします。

祈りのすすめ：波動をあげて神様とつながろう！

　祈りは単なる言葉以上のものであり、天の父との神聖な対話です。私たちの祈りを意味のあるものにするためには、謙虚さ、感謝、そして信仰をもって神様に近づくべきです。祈りはプロセス（段階的な歩み）であり、たった一回かぎりの行為ではありません。それは、私たちの心からの想いや感情を表現することから始まり、祈りの中や祈りの後に受け取った「気づき」に従って行動することで続いていきます。

　実践の一歩：毎日を静かで集中した祈りから始めてみましょう。神様にあなたの考えや行動を導いてもらえるようお願いし、その後耳を傾けてください。祈りの後に感じたことを書き留めることで、神霊の導きを見極めやすくなります。

天からの招待状

　祈りは非常にパワフルなものですが、その最大の力は、私たちを神様とつなげる役割にあります。祈りがもたらす身体的、感情的、社会的な恩恵は、祈りによって可能になる『スピリチュアルな変容』に比べれば二次的なものです。祈りを通じて、私たちは天の父の御心に従い、神様からの個人的なメッセージを受け取り、私たちの生き方の究極の模範であるイエス・キリストにより近づくことができます。彼は親切、愛、そして力の体現者でした。病を癒し、盲人を見えるようにし、足の不自由な人を歩けるようにしました。

　祈りは単なる日課ではなく、信仰をあらわす聖なる行為で

す。それが孤独の中でささやかれる祈りであれ、グループでおこなわれる祈りであれ、それは『高次の周波数』——すべての創造を支える光と真理——への扉を開きます。謙虚さ、感謝、そして真心をもって祈りに臨むとき、私たちは無限の力と平和の源泉にアクセスし、私たちが**決してひとりではない**ということを思い出すことができるのです。

　祈りを通じて、私たちは「創造の力」と直接交わることができます。この神聖な贈り物を受け入れ、そこから個人的な力を見いだすだけでなく、周囲の世界に光と希望をもたらすために活用していきましょう。

神聖な道を照らす希望

　あなたがスピリチュアルな旅を始めるにせよ、続けるにせよ、**あなたは決してひとりではない**ということ忘れないでください。神様はその光と真理であなたを力づけたいと願っています。あなたは神様の子であり、神様から授かった素晴らしい可能性を秘めています。祈り、聖典の学び、奉仕を通じて**高次の周波数に自分自身の周波数を合わせる**ことで、力、平安、そしてインスピレーションの泉にアクセスすることができます。

　神様は努力を愛します。スピリチュアルな力を築くには時間と強い想いが必要ですが、その恩恵は永遠に続きます。人生の目的に対してより確信を持ち、意思決定する際にはより導きを感じ、人生の嵐の中にあっても希望にしっかりと根ざしている自分を発見することになるでしょう。

　イエスはこう約束しました。「私はあなたがたに平安を残し、私の平安を与えます。世が与えるのとは違う形で私は与

えます」（ヨハネ14：27）。この平安──神霊の力と存在──は、それを求めるすべての人に与えられるのです。

信仰をもって進んでいきましょう。神霊を通じて私たちは無限の力にアクセスできます。そうすることで、私たちの人生は光の灯台のように輝き、他の人々の道を照らし、天の父を栄光に導くものとなるでしょう。

祈りの力で波動を上げる

周波数を高めることで、エネルギーは双方向に働きます。私たちが高い周波数に集中し、それを意図的に作り出すほど、神様から返ってくる周波数が強くなります。多くの研究で、脳から発せられるエネルギーの波長と、外部から受け取る波長の両方が測定されることがわかりました。私たちは祈りを通じて再充電されていて、**送った以上のものを受け取っている**こともわかっています。その結果、祈っている人の周囲に、エネルギー周波数（オーラ）が生まれる様子を、特殊カメラで観察するができます。この光のオーラは、心から祈りを捧げ、人生で善いおこないをしている人々の周りでは特に明るく輝きます。

しかし、「祈り」や「善いおこない」といった行為を義務感だけでおこなうべきではありません。私たちが情熱や意欲を持たない盲目的なロボットであることを、神様は望んでいません。私たちにとっての最善の道と最善の結果を知っています。模範として長兄イエスを示してくださっています。そして、私たちの自由意志でどの道を選ぶのかをただ見守りたいと願っているのです。

当然、神様は私たちが永遠の喜びと幸福という「約束され

た報酬」を受け取ることを望んでいますが、それを無理に選ばせることはありません。神様は私たちに願い、説得し、導き、教え、私たち自身の弱さから守ってくださいますが、決して強制することはありません。神様の力を私たちの中で働かせるためには、心からそれを求め、自ら行動に移すことが必要です。

『アッシジの聖フランシスコ』はこう言いました。──「私たちの人生を祈りに変えるべきだ」。それは、毎朝、毎晩、定型的な祈りをするだけでなく、一日のすべての瞬間を通して神様と意識的につながることを意味しています。食事をし

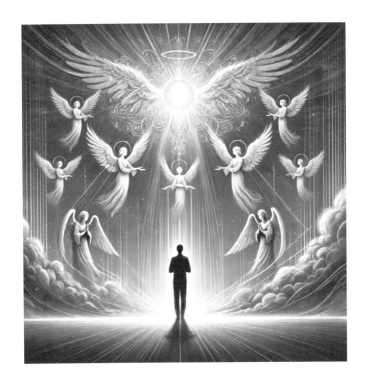

ているとき、運動をしているとき、仕事をしているとき、そのすべてを「祈り」として生きるべきだと説いているのです。

神との格闘：苦悩と成長の旅

「神との格闘」という概念は、聖書の中でも最も深遠で多面的なテーマのひとつです。このテーマは、文字通りの意味でも比喩的な意味でも現れ、神様と個人が、「深い出会い」、「個人的な出会い」、そして、しばしば『挑戦的な出会い』を持つことを象徴しています。これらの瞬間は、信仰の複雑さを浮き彫りにします。そこは、疑念、欲望、苦悩が「高次の存在」とぶつかり合う場となります。では、「神との格闘」の重要な例とそこから学べる教訓をいくつか見ていきましょう。

天使と格闘するヤコブ

　創世記32章22〜32節には、最も文字通りの意味で、ヤコブが神様と格闘する場面が描かれています。神様はヤコブに故郷であるカナンに戻るよう命じました。しかし、それは数年前に自分を殺すと誓った兄エサウと向き合うことを意味していたのです。行くのをためらうヤコブの前に天使があらわれ、彼と格闘することになります。ヤコブは祝福を受けるまで天使を離さないと主張し、その結果、神様はヤコブの名前を「イスラエル（神と格闘する者）」に改名しました。この激しい体験が、彼の人生を一変させます。

　この格闘は、ヤコブの神様との関係の深さを反映しています。この関係には苦闘、粘り強さ、そして最終的には降伏と

変容が含まれています。ヤコブの粘り強さは、困難の中でも神様の祝福を求め続けるために必要な不屈の精神を表しています。

また、彼の新しい名前に象徴される変容は、「神との格闘」を通じて得られるスピリチュアルな成長を意味しています。そして、ヤコブが足を引きずる姿は、私たちがいかに弱い存在であるかを思い起こさせます。神との格闘は私たちに変化をもたらすだけでなく、想像を超えた祝福をともなうことでもあるのです。

ハバクク：神様との正直な対話

周囲に広がる不正に心を痛めたハバククは、大胆にも神様に疑問を投げかけます。「神はなぜ悪が支配するのを許しているのか」と問いただすのです。神様は彼を叱責することなくそれに答え、ハバククにより深い信頼と洞察を与えました。

このやり取りは、神様が私たちの疑問や葛藤を「誠実な関係の一部」として受け入れてくださることを示しています。神様との正直な対話は認められるだけでなく、より深い信仰へと至る道として奨励されているのです。

パウロ：弱さを通じて得られる強さ

「コリントの信徒への手紙二」12章7〜10節で、使徒パウロは深い苦悩について語ります。彼は救いを求めて神様に懇願しましたが、神様の応えは彼の視点を根本から一変させるものでした。──「わたしの恵みはあなたに十分である。わたしの力は、弱さの中に完全に現れるからである」。この試練を通じてパウロは、神様が彼の弱さを力に変えることがで

きることを悟ったのです。

イエスさえも運命に葛藤した

　イエスは全人類のための犠牲として十字架にかけられる前
に、こう祈りました。──「父よ、できることなら、この杯
をわたしから取り除いてください。しかし、わたしの願いで
はなく、あなたの御心のままに。」

　聖書の中のこの節は、イエスがこれから受ける苦難を完全
に理解しつつも、「痛みを避けたいという人間的な欲求」と
「神様の御心に従うという神聖な献身」を同時に表現した、
決定的な瞬間を描いています。これは、大きな試練に直面し
た際の『降伏、信仰、そして従順』の深遠な例としてよく引
用されます。

「神との格闘」から学べる重要な教訓

　1．**神様は格闘を歓迎される**：これらの物語は、神様との
　　　格闘によって、信仰が深まり、明確さ、変容、平安が
　　　もたらされることを示しています。
　2．**信仰には葛藤が含まれる**：神様への葛藤は、弱い信仰
　　　の証ではなく、むしろ積極的で生き生きとした関係を
　　　証明するものです。
　3．**神様は私たちの苦悩の中で出会う**：これらの格闘の瞬
　　　間において、神様はしばしば深い方法で自身を示し、
　　　成長と新たな目的へと導いてくれます。

　私たちと神様との関係は、疑問や葛藤、ときに対立すらも
受け止め、最終的により深い信頼と強い信仰を育むものです。
神様と格闘することは、神様を遠ざける行為ではなく、むし

ろ近づく行為です。そして、その存在を通じて、私たちの葛
藤を祝福へと変えていくのです。

第11章

無限のスピリチュアル パワーの源

スピリチュアルな能力を育て、
人類の最終試練を
乗り越える方法

ここで前作同様、詩人ワーズワースの感動的な言葉を引用
します：

Our birth is but a sleep and a forgetting:
The Soul that rises with us, our life's Star,
Hath had elsewhere its setting,
And cometh from afar:
Not in entire forgetfulness,
And not in utter nakedness,
But trailing clouds of glory do we come
From God, who is our home.

誕生とは、ただ眠りであり忘却に過ぎない
共に生まれ、人生を導く星たる魂、
その源はここにあらず、
はるか遠くからやって来た。
すべてを忘れることはなく、
なにもまとわぬこともなく、
栄光の雲のあとを追って
私たちは来たのだろうか。
神よ。彼こそ私たちの故郷だ。

　私はこの詩が大好きです。人生におけるスピリチュアルな
本質を美しく表現しているからです。私たちは単なる生物学
的な機械ではなく、それ以上の存在です。一時的な存在では
なく、永遠の存在なのです。そして、私たちは宇宙やそこに
存在するすべての生きる魂と深くつながっています。

「心、体、魂」が完全に調和したとき、すべてが与えられる

　スピリチュアルな成長のためには、脳の「考える部分」と心の「感じる部分」を結びつける枠組みが必要です。成長を続ける中で、私たちは思考、感情、そして行動を調和させることができます。この調和が私たちに力を与えるのです。そして、この「心、体、魂の一体感」が、神様の力と知恵を解放します。

　——もし、古代の叡智や知識にアクセスすることができたら…

　——もし、宇宙の秘密について学ぶことができたら…

　——もし、神様の本当の姿を理解することができたら…

　——もし、自分自身の起源と永遠の中の役割を知ることができたら…

　——もし、神様と個人的につながることができたら…

　これらすべて、そしてそれ以上のものが、私たちが受け入れる準備ができたときに約束されています。幸いなことに、私たちは自分の能力を超えた速さで成長することを求められたりはしません。神様は一歩ずつ、与えられるものに見合った器を育ててくれます。そうでなければ、それはまるで紙コップで津波を受け止めるようなものになってしまうでしょう。

　限りある人間の脳が、霊的なものを理解するためには、目に見えない世界の概念を定義しておく必要があります。ここでは、私がそれらの概念をどのように捉え、心の中で感じていることを脳がどう解釈しているかをお伝えします。もしあなたがまだ参考となる枠組みを持っていないのであれば、あ

なたにも使っていただけるよう喜んで私のものをシェアします。そして、それがあなたの人生の旅に役立つことを願っています。結局のところ、私たちは皆、この旅を一緒に歩んでいるのですから。

　私の信念、考え、知識、言葉のすべては、私の人生経験の集大成というレンズを通して表れています。ですから、私がスピリチュアルな事柄について説明するとき、それは私が知り、経験した方法で表現されます。私の言葉はすべてを受け入れ、人類の兄弟愛としての団結を築くことを目的としていることをわかっていただけるでしょう。もし、あなたが異なる言葉を使って同じことや似たようなことを表現している場合は、ぜひ共通点を見つけてください。そして、私たちが世界で見たいと願う「善そのもの」になりましょう。

人間の理解を超えた壮大な秩序と力

　成長する中で、夜空を見上げたとき、私は宇宙の秩序と調和性に驚嘆しました。私が住んでいたモハーヴェ砂漠の過酷な環境の中で、たくましく生き抜く動植物たちにも深く魅了されました。また、たくさんの山々や、グランドキャニオン、イエローストーン、ヨセミテを旅しました。それぞれが異なりながらも、どれもが素晴らしいものでした。私は、地球上で最も美しく、多様性に富んだ場所を見ることができたことを心から幸せに思っています。そして私は、この壮大な世界が生まれる背景には、確かに偉大な創造主が存在していると確信したのです。

　科学や医学を学べば学ぶほど、生命という壮大で無限に複

雑なダンスに対し、畏敬の念を抱くようになりました。細胞や原子の中の最も小さな細部に至るまで、**人間の理解を超えた秩序と力**があります。宇宙にあるすべてのものは、エントロピーの力で崩壊し、劣化する性質を持っていますが、それらをまとめあげ、バランスを保つ強大な力が存在することは明らかです。惑星に秩序をもたらす驚異的な力は、生命を与え、それを維持する力でもあります。あなたの命が存在しているのは、あなたを形作る「塵」に命を吹き込む力があるからです。そして私たちは、その力の源が神様であることを知っています。

　私の元教授であり、幹細胞研究のパイオニアであるブルース・リプトン博士は、かつてこう言いました。「私の時代の他の科学者のように、私も無神論者でした。しかし、ある日、私は細胞の中に神を見たのです」

　ほとんどの人がそうであるように、私も宇宙を創造した「高次の力」を信じています。この高次の力、すなわち創造主こそが神様です。多くの尊敬や敬意、賞賛を込めた呼び名の中で、神様は私たちに「父」と呼ぶよう求めています。神様は私たちの慈悲深く、優しい天の父です。私たちはその神霊の子どもたちであり、みんながこの広大なスピリチュアルファミリーの兄弟姉妹なのです。その子どもとして、私たちは学び、成長し、地球上での人生を経験する力を与えられています。

　私たちは皆つながっているので、良いことをしても悪いことをしても、神様の家族の他のメンバーにも必ず影響を与えます。ですから、周囲の人々を助けることは、自分自身のためにも最善の選択なのです。他者を助けることで、私たちは

お互いを高め合っていきます。私たちの魂はこのつながりを求め、それにより向上していくのです。

　私たちの魂、あるいは霊魂は、肉体に息吹を吹き込み、命を与えます。私たちの霊魂は古の時代から存在していて、何千年もの間、育まれ教育されてきました。この地上の身体がたとえ脆く一時的なものであっても、私たちの霊魂には計り知れない力と叡智が宿っています。私たちは自然や神様の創造物とのつながりを感じています。生命とは、「いまここ」にとどまらない、もっと広大で深遠なものなのです。

　アインシュタインはかつて、次のように言いました。「人生にはふたつの生き方しかない。まるで奇跡など存在しないかのように生きるか、すべてが奇跡であるかのように生きるかだ」。

　私たちひとりひとりが、このスピリチュアルなエネルギーとのつながりを感じています。そのつながりを非常に強く感じる人もいます。また、それを求め、光、真実、知識という無限の源とつながり感じとる練習をする人もいます。

　神様の力の本質は光と愛です。光がないところには、ただ闇だけが存在します。すべてのものがそうであるように、相対するものがなければ成り立たない世界です。善や神を選ぶことは光を選ぶことであり、悪や悪魔を選ぶことは闇を選ぶことです。私たちは、光からしか真実と叡智を得ることができないのです。

スピリチュアルチューナーを磨いて波動を見極める

　ラジオのチューナーのように、私たちの脳や体はスピリチュアルチューナーの役割を果たします。私たちは皆、部屋に入ったときや誰かに会ったときに、「良い波動」や「悪い波動」を感じた経験があるはずです。「何か」や「誰か」が悪意や邪悪な意図を持っている場合、それらは私たちの魂が感知できるレベルの振動周波数を放出します。この否定的な「悪い波動」は、高い周波数で生きている人々を遠ざけます。

　反対に、善意を持つ場所や人は光と高い周波数を放ちます。悪を求める人は、このエネルギーの中では心地よく感じることができません。一方で、善を求める人や善人は、このエネルギーに引き寄せられます。古いことわざにもあるように、「類は友を呼ぶ」のです。

　このスピリチュアルチューナーからの信号をクリアに受け取りたいのであれば、私たちの脳と体を清らかで健康的に保つ必要があります。体に毒素を入れたり、ネガティブな思考によって生理機能を低下させたりすると、チューナーに雑音が生じます。すると、スピリチュアルな力やエネルギーは途切れてしまうのです。だからこそ、**体と脳をケアすることは、スピリチュアルな成長の重要な要素**なのです。

　スピリチュアルな旅を始めるにあたり、思い出してください。地球に来るはるか以前に戦いが始まり、それがいまも続いているということを。この「高次の存在の次元」に進み、**限りある肉体という素晴らしい贈り物を受け取る特権を得たということは、あなたはすでにその戦いで「神様の側」を選**

んでいるのです。

　また、神様に敵対する者たちは、地球の目に見えない領域に追放され、肉体を持つことはできませんでした。この人生は試練であるため、私たちの以前の人生の記憶は封じられています。一方で、**私たちの敵は完全な記憶を持っています。**彼らは私たちに嫉妬し、私たちが本来の権利を放棄するよう仕向けています。彼らはこの世界に存在するあらゆる悪の源です。彼らは耳を傾ける者にささやき、神様の元へと続く道から引き離そうします。神霊は常に私たちを守り、啓発し、慰め、癒し、力を与えるために存在しています。それを常に求め続けなければなりません。

　偽りのスピリチュアルな探究が多く存在しています。一見すると良さそうに見えるかもしれませんが、それらには私たちを神様のもとへと導く力はありません。神様は私たちが帰るべき道を、寛大に愛情深く用意してくださっています。偽りのスピリチュアルは神様のやり方を模倣していますが、実際には無力で効果をもたないものです。

　自分に問いかけてみてください。——私の焦点は**具体的な神様**に向けられているのか、それとも**漠然とした宇宙の概念**や**曖昧な高次の力**に向けられているのか？——もし、本当にスピリチュアルな力を求めているのなら、「具体的な神様」への道を進まなければなりません。神様の本当の姿を知り、神様を個人的に知る必要があるのです。

　私たちは常に、何らかの霊的な存在の影響を受けています。善きものであれ、悪しきものであれ、それは私たちの周囲に存在しています。ですから、私たちは積極的に「善」を探し求め、欺かれないようにしなければなりません。この「欺

250

き」はしばしば非常に巧妙です。悪魔が求めるのは、あなたを悪にすることではなく、ただ「的を外し続けさせる」ことなのです。

新約聖書のギリシャ語の原典では、「罪」という言葉はアーチェリーの用語で、「的を外す」という意味を持っています。——アーチェリーを練習していて的を外したとしたらどうしますか?——狙いを修正して、もう一度挑戦するでしょう。何度も、何度も、挑戦します。ところが、偽りのスピリチュアルは、あなたを間違った的に向かわせてしまうのです。

地球は命について学ぶための人類の寺子屋

いま生きているこの人生は、一時的な状態にすぎません。永遠に続く冒険の中の、ほんの短い立ち寄り地点です。この地上での時間は、無限に広がる砂浜の中の一粒の砂に過ぎません。それほど短い時間であるにもかかわらず、「永遠のすべての行方」がこの時間にかかっています。神様は常に私たちを成功へと導くためにそばにいます。この人生での選択は、私たちの「永遠の幸福」か、あるいは「永遠の後悔」か、を決定づけるものです。

この人生を、「成熟への試練」として考えてみてください。それは、子どもから大人へ、弟子から師匠へ、侍従から騎士へと成長するための試練です。これは私たちひとりひとりが経験しなければならない、大切な通過儀礼なのです。

地球に来る前、私たちは数千年にわたり、神様のもとで生き、学び、成長を続けてきました。そしてある時点で、私たちはその次元で達成できることをすべて成し遂げました。父

なる神の導きのもと、イエスはこの世界だけでなく、パウロが記したように、他の世界も創造しました。「彼が宇宙を作られた」（ヘブライ 1：2 - 3）。モーセもまた、エホバ（イエス）の言葉を引用しています。「数え切れないほど多くの世界を創造した」（モーセ 1：33）。

なぜこれほど多くの創造がおこなわれたのでしょうか？ それは、神様の目的が「人の不死と永遠の命を成し遂げる」ことであったからです（モーセ 1：39）。この地球はまさにその目的のために作られました。そうして、この地球は、必滅者たる人類のための「寺子屋」となったのです。

地球の繊細な生態系のバランスや、この惑星が居住可能であるために、傾きや軌道がどのように調整され、土壌、四季、湿度が備わっているかということに、私たちは驚嘆せざるを得ません。さらに、父なる神の指導のもとでこの地球を創造したイエスは、「命の学び」のカリキュラムを計画する際にも、この「寺子屋」そのものを計画するのと同じくらいの細やかな配慮をおこないました。

この創造の行為は神様の愛そのものであり、「死すべき存在としての経験を私たち全員に提供する」という神様の目的を果たすものでした。この地上で得られるあらゆる善き努力、知識、そして叡智は、私たちとともに昇華され、さらに増幅されるのです。この地上の人生での1日は、霊的な領域では1000年分の経験に相当すると言われています。この凝縮された「命の学び」は、それゆえに極めて価値のあるものなのです。

では、悪しき霊たちが常に私たちの足元にまとわりつき、善き霊たちが私たちの求めに応じてそばにいてくれるとした

ら、「善」を育むために私たちは何をすべきでしょうか？
——神様は私たちに、無限の力にアクセスする道筋を示してくださっています。——「もしあなたに、からし種ほどの小さな信仰があれば、この山に『ここからあそこへ移れ』と言うことができ、その通りになるでしょう。あなたに不可能なことは何もありません」（マタイ17：20）。

　私は、古代の人々がこの叡智にアクセスし、想像を超えた力の秘密を解き明かしたと信じています。それこそが、過去が私たちに隠されている本当の理由なのです。過去が、私たちに「神様とのつながり」や「神様の力」を教えるからです。

スピリチュアルな能力を作り上げ、育てるための手引き

　何事も、まずは第一歩から始める必要があります。どんな小さな一歩でも大丈夫です。スピリチュアルな能力を育むことは、高次の原則に従い、信仰を培い、神様の力を私たちの人生に招きいれるための実践を継続的におこなう「意図的なプロセス」です。

　共鳴周波数のことを思い出してください。祈りは、思考や感情と同じように、氷の結晶構造を変える力を持っています。意図的な祈りは、神様と私たちの魂のコミュニケーションを可能にする周波数を作り出します。

　以下は、スピリチュアルな能力を作り上げ、築き、強化するための実用的な手順です：

１．意図的な祈りを日々の習慣にする

目的：祈りはスピリチュアルな力の基盤となるものです。神

様とコミュニケーションを取り、私たちの意志を神様の意志に合わせ、神様の導きと力を招く方法です。神様は繰り返し祈るようにと言っています。——「求めなさい。さすれば与えられる。叩きなさい。さすれば開かれる」と。また、「受け取れると信じて求めれば何でも与えられる」とも教えています。さらには、「祝福されるまで根気強く願い続けなさい」とも言っています。

実践方法：毎日、意味のある祈りを捧げることから始めてください。神様と話すときは、あなたを個人的に知っている優しい父親に話しかけるようにおこないます。邪魔が入らない静かな場所を見つけて、集中できる環境を整えましょう。

祈りを意図的に構成する方法：

- ・感謝の言葉から始める：神様が与えてくれた良いことを認識し感謝を伝えます。
- ・導きを求める：日々の生活をどのように生きるべきか、明確な方向性を求めます。
- ・具体的な助けを願う：他者や自分自身に対する具体的な助けを求めます。
- ・信仰を表現する：神様のタイミングと知恵に従う気持ちを言葉で伝えます。

　祈り終わったら、数分間静かに座り、神霊の声を聞く時間を持ちましょう、正しくおこなえば、瞑想と祈りは同じコミュニケーションの一部として統合されます。

実践のコツ：祈りや感謝の日記をつけて、祈りから得た印象や答えを記録してください。神様がどのように働きかけているのか、また自分がどこに助けを求めたいのかを振り返りましょう。

ヒント：もしこれが初めての試みであれば、毎日自動リマインダーを設定することをお勧めします。心とスピリチュアルチューナーを「永遠の波長」に集中させるのも効果的です。祈りは人生のあらゆる側面を包含するものです。私たちのすべての行動において、高次の知恵や力とより深くつながることを望むのは、当然のことではないでしょうか？

　私は毎日祈りから一日を始めます。命、家族、機会、知識、導き、そして祝福に対する感謝を声に出して伝えます。私は、癒すための天賦の才と能力を神様に求めます。イエスのような力強い癒し手になりたいのです。私の手、私の治療法、私の言葉、そして私が与えるアドバイスを通じて、人々を癒す知恵を持ちたいと思っています。患者が癒されたとき、彼らが神様の力によって癒され、天の父から愛されていることに気づけるようにと願っています。

　また、セミナーやこの本の中での私の言葉が大きな力を持ち、苦しみを和らげ、必要としている人々を癒すものとなるよう祈ります。もし私がひとりでも誰かを助けることができたなら、それは神様のおかげです。私は、人々に奉仕する機会をいただけていることに感謝しています。

２．神様の言葉に深く触れる

目的：神様は長い歴史の中で多くの人々に真実を啓示してきました。それらの記録、すなわち聖典は、真理、知恵、そし

て霊性を養う栄養の泉です。これらの記録には、私たちの心と精神を再調整する「高次の真理」の周波数が含まれています。定期的な学びはスピリチュアルな理解を深め、私たちの魂を強化します。また、それは神様からのメッセージを受け取るための周波数チャンネルを開きます。聖典は知恵と力の扉を開ける鍵なのです。

　聖書、死海文書、アポクリファ（外典）、モルモン書、その他の古代の文献や書物は、私にとって大いに役立ってきました。これらの聖典を読むとき、または聞くときには、常に神様からの「真理を見抜く恩恵」を求めて、真実を見極められるようにしてください。神様をあなたのナビゲーター、先生、真理の探知者としていつも頼るようにしましょう。

実践方法：毎日、聖典を学ぶための特定の時間を確保してください。朝に学びをおこなうことで、その日のスピリチュアルな基調（トーン）を整えることができます。たった１節でも、私たちの脳を神聖な周波数に調律することができます。

- ・質問やテーマを心に留めながら学びに取り組み、神霊に理解を導いてもらうよう求めましょう。
- ・力づけられ、インスピレーションを与えてくれる重要な聖句を暗記し、必要な瞬間にすぐ使えるようにしましょう。

実践のコツ：神様はこう語っています：「熱心に求めなさい。そして互いに知恵の言葉を教え合いなさい。最良の書物か知恵の言葉を探し求めなさい。そして、信仰によっても学びを求めなさい。」

３．スピリチュアルな洞察力を培う

目的：スピリチュアルな力には、真実と誤りを見分ける能力が必要です。スピリチュアルな感覚を研ぎ澄ますことで、神様の周波数により深く同調し、気を散らすものや誤った情報を避けることができます。悪魔もまた科学や宇宙の神秘を知っています。そのため、表面的には同じように見える場合、真理を見抜く洞察力がなければ区別することはできません。たとえば、ハンマーは持つ人の意図次第で、建設の道具にも破壊の道具にもなり得ます。すべての真実、正しい科学は常に神様の教えと調和していると信じてよいのです。その逆もまた然りです。

※注意点：多くの疑似的なスピリチュアルな実践は魅力的に見えますが、自己重要感や神様の力から切り離された抽象的なエネルギーを強調することがよくあります。真偽を見分ける洞察力とスキルがあれば、その違いを見極めることができます。見極めたあとは、簡単な軌道修正をして、神様の周波数に再調整すれば大丈夫です。

実践方法：祈りと善いおこないを通じて、定期的に神霊を求めましょう。

- **自分の感覚を振り返る**：さまざまな活動、会話、実践をおこなう際に、自分の感じた感覚を振り返るようにしましょう。平安や明快さを感じるときは、真実と調和していることを示しています。一方で、混乱や不安を感じる場合、それは真実から外れていることを示しているかもしれません。これらはすべて、エネルギーと正しい周波数に関係しています。

- **偽のスピリチュアルに気をつける**：自己の力や神様と切

り離されたエネルギーを強調する疑似スピリチュアルの実践には注意してください。それらは偽りの安心感を与え、私たちの魂の成長や進歩を妨げます。

・**直感の出どころを確かめる**：直感や欲求、不吉な予感を感じたときには、それが神様から来たものであるかどうかを祈り求めて確認してください。それが神様から来たものであると感じた場合は、行動することでその影響を尊重してください。小さなことでも正しくおこなえば、より重要な事柄を託されるようになります。

・**身体と脳を健康に保つ**：身体と脳を健康で鋭敏な状態に保つことで、スピリチュアルチューナーを干渉やノイズから守ることができます。これは比喩ではありません。食品、化学物質、思考にはそれぞれ異なるエネルギーの特性があり、それらは助けにも妨げにもなり得ます。

実践のコツ：祈りと断食の時間を設け、自分の人生における選択やそれがもたらす影響について明確さを求めましょう。神霊が真実へと導いてくれる力を信頼してください。

　私は神様を自分の土台、基盤、そして純粋な真実の源泉としています。神霊は、私たちが進むべき道へと導き、真実と誤り、そして虚偽を見分ける助けとなります。スピリチュアルな洞察力は、誰もが学び、恩恵を受けられるスキルです。このスキルは、他のスキルと同じように、神様に求めながら繰り返し練習することを必要とします。それは、私たちの心、精神、魂が調和し、神霊に導かれることで成り立ちます。

　私の場合、この洞察力は一般的に静かな感覚や、ある

方向へ進むための軽い後押しのような形で現れます。何かが正しくないという印象を受けることもあれば、平安を感じて心が何かを真実として受け入れることもあります。答えが簡単かつ迅速に見つかることもあれば、答えを見つけるのに苦労することもあります。

４．成長を通じて力を得る

目的：神様の言葉や命令を制約ではなく、「困難な道のりを進むための地図」として捉えてみてください。神様はあなたが、安全かつ尊厳を持って故郷に戻ることを望んでいます。神様の言葉は、落とし穴を避け、約束された宝物である報酬に到達するための「道しるべ」を提供してくれます。神様への忠誠心は、祝福を招き、スピリチュアルな自信を高め、神様への信頼を深めます。

実践方法：自分が改善できる領域をひとつ見つけてください。たとえば、人を助けることなどです。たとえ不便や困難があっても、一貫して取り組み続ける目標を設定しましょう。

実践のコツ：今週、特定の「善いおこない」に取り組むことを約束してください。たとえば、ネガティブな習慣を断つことなどです。それをポジティブな習慣に置き換えるよう努力しましょう。

５．瞑想と静寂を通じて啓示を求める

目的：私たちの忙しい世界では、スピリチュアルな力を得るために、「静けさの空間」を作る必要があります。神霊の「小さな声」を聞き、個人的なメッセージを受け取る機会は、

「静寂の瞬間」に訪れるのです。――「静まり、私が神であることを知れ。」（詩篇46：10）

実践方法：毎日、静かに内観するための時間を設け、スマートフォンや背景の騒音などに邪魔されない解放された環境を整えましょう。善良な人々でさえ、世の中の心配事に気を取られると、スピリチュアルチューナーを遮断してしまうことがあります。この時間を使って、聖句や基本理念、質問に集中し、神様にあなたの心と精神に洞察を与えてくれるようお願いしましょう。

実践方法：神様が創造された周囲の自然や、私たちの中にある神様の存在を意識することで、マインドフルネスを心がけましょう。自然の中に身を置くことは、高次の周波数とつながる素晴らしい方法です。ガーデニングもまたスピリチュアルな探求となり得ます。

6．愛をもって他者に奉仕する

目的：奉仕することで、私たちは神様の仕事と結びつき、「神様の手足」となって行動することができます。そうすることで、私たちの愛や謙虚さ、スピリチュアルな力がより一層深まります。神様の働きをおこなうとき、その力が私たちに流れ込むことができるのです。

　イエスは、「最も弱い立場の人々に奉仕するとき、それはイエスにしたのと同じことだ」と約束しています。私は自身の偏見を取り払い、神様が人々を見るような目で人々を見るよう心がけています。

実践方法：毎日、小さくても意味のある方法で、誰かに奉仕する機会を探しましょう。それは親切な言葉をかけること、

微笑みを贈ること、思いやりのある行為をすること、または困っている人を助けることかもしれません。奉仕の新たな機会を見つけられるように祈り、そのチャンスが現れたらすぐに行動しましょう。

実践のコツ：あなたの人生の中で、サポートが必要そうな人をひとり選び、この一週間の間にその人のために具体的な奉仕をおこなってみてください。家族や友人から始め、そこから少しずつ範囲を広げていきましょう。

> 「あなたが見ているその目の中に、神様が愛していない
> 人はひとりもいません」

7．日々の感謝を実践する

目的：感謝の心を持つことで、ハートが開かれ、神様の最もパワフルな周波数のひとつとつながれるようになります。感謝することで、私たちの焦点が「欠乏感」から「豊かさ」へと移行し、信仰心が深まり、喜びが増していきます。

実践方法：毎日、朝と夜に神様に具体的な感謝の気持ちを伝えることから始めましょう。困難に直面したときには、それを通じて得られる教訓や成長の機会を探してみてください。また、他者に対しても、彼らの親切やサポートへの感謝の気持ちを表現しましょう。

実践のコツ：感謝日記をつけましょう。一日の始まりには、「今日こうなったらいいな」と思う良いことを書き、終わりには「実際に起こった良いこと」を記録してください。このプロセスは、祈りを人生のあらゆる側面に積極的に取り入れ

る方法のひとつでもあります。

8．目的を持って定期的な断食をおこなう

目的：断食は、祈りと組み合わせておこなうことで、スピリチュアルなエネルギーを増幅させ、神様からの個人的なメッセージを受け取るきっかけとなります。断食を通じて自己を鍛錬することを学び、高次のメッセージを受け取る準備として脳と心が調整されます。断食の鍵は、「意図を持って集中すること」です。それによって、脳から発せられる共鳴周波数のエネルギーがさらに強まります。

実践方法：断食の「具体的な目的」を決めましょう。たとえば、神様からの導きを求める、困難を克服する、助けを必要とする誰かのために祈る、といったものです。断食の始めと終わりには祈りを捧げ、神様にあなたの努力をサポートしてくれるようお願いしましょう。私は長年、断食の健康面での効果を推奨してきましたが、**断食がもたらすスピリチュアル面でのメリットは、物理的なメリットをはるかに上回る**のです。

実践のコツ：今月中に断食を計画してみましょう。事前にその目的を書き出し、それに必要な情報や助けについて瞑想してください。あなたが求めているのは、神様からのさらなる光と知識、人生の困難を乗り越えるための助け、または大切な人への癒しの力かもしれません。

9．自分を高めてくれる人と環境に囲まれる

目的：私たちがかかわる人々、メディア、活動は、**スピリチュアルな力を強めるか、弱めるか**のいずれかです。自分を高

めてくれる影響に囲まれることで、私たちは高次のエネルギー周波数に包まれることができます。魂を拡大させ、成長させてくれる人々や活動を選び、魂を弱めるものは避けるべきです。結局のところ、**すべては共鳴周波数**なのです。

実践方法：より良い理念に基づいて生き、「善」を追求するように促してくれる友人を選びましょう。スピリチュアルなエネルギーを弱めるメディアや活動からは距離を置いてください。たとえば、心地よい音楽を聴く、芸術を創作する、ガーデニングをする、新しいことを学ぶ、自然の中で過ごすといった「心を高める趣味」に取り組むことをお勧めします。

実践のコツ：日々自分が受けている影響について「スピリチュアルな棚卸し」をしてみてください。ネガティブな習慣や要因をひとつ特定し、それを何かポジティブなものに置き換えてみてください。**ときには、人生における最も有害でネガティブな影響が、「自分自身の内なる声」であることもあります**。自分の言葉、思考、感情を慎重に選びましょう。私たちは言葉を通じて創造をおこないます。それらにはエネルギーと力が宿っているのです。

10. 目的と調和を持って生きる

目的：真のスピリチュアルな力は、神様とその創造物との調和の中で生きることから生まれます。自分自身の神聖なアイデンティティと目的を理解することで、自信と方向性を得ることができます。この大切な過程の一部として、自分の個人的な願いを神様に伝え、神様から最善の祝福を求めてください。私はいつも、良き夫、父、祖父であるために、癒しの力と恩恵を求め続けています。

実践方法：あなたの才能、興味、神様からのギフトについて振り返り、それらをどのようにして神様や家族、他者のために役立てることができるかを考えてください。そして、普遍的な真理に基づいた個人的な使命文を作成し、定期的に見直してください。自分の人生で果たすべき独自の役割を遂行するために、導きを求めて祈りましょう。

これらのステップを実行することで、神様とのつながりを強めるだけでなく、人生そのものを変える**スピリチュアルな力**を築くことができます。私がここで述べているのは、具体的に感じることができる「現実に存在する力」のことです。このスピリチュアルな力の唯一の制限は、私たちがそれを求めず、育てるのを怠ることにあります。

これらの原則を熱心に実践すれば、神霊の高次のエネルギーをより鮮明に感じることができ、神様の光を周囲の人々に届けることができるようになるでしょう。スピリチュアルな力を得るための旅は、信仰と善をおこなうための繰り返しの努力が求められる旅です。そして、私たちができる限りの努力を尽くしたそこから先は、神様の無限の慈悲と愛が、私たちにできないことを成し遂げてくれます。この旅は、一歩一歩が価値のあるものなのです。

最も重要なことに焦点を当てる：あなたの瓶は満杯ですか？

私たちが神様から学びたいと願うとき、有名な訓話が物事の見方を教えてくれます。

ある教師が、カップがいっぱいになっても注ぎ続け、ついにはお茶が溢れ出しました。すると生徒が叫びます。──

「カップはもういっぱいです！　これ以上入りません！」。それに対し先生は答えました。――「このカップのように、あなたも意見や憶測でいっぱいです。カップを空にしない限り、どうやってあなたに教えることができるでしょうか？」

　学びや成長を遂げるためには、先入観やエゴを手放し、オープンな心で人生に向き合うことが必要です。この訓話は、謙虚さと受けとめる姿勢、そして新しい理解のためのスペースを作る重要性を教えてくれています。

　次の例では、私たちの時間、エネルギー、集中力を占領しているすべてのものを象徴する「瓶」を使います。――さて、この瓶をどのように満たしていくのでしょうか？

　ある哲学の教授が教室で大きな空の瓶を持って立ちました。彼はその瓶に大きな岩を詰め、学生たちに「この瓶は満杯ですか？」と尋ねました。――学生たちは「はい、瓶は満杯です」と答えました。

　次に教授は、小さな小石を瓶に加え、大きな岩の隙間を埋めました。そして再び尋ねました。「いま、この瓶は満杯ですか？」――学生たちは「はい、この瓶は確かに満杯です」と答えました。

　それから、教授は砂を瓶に注ぎ入れました。そして再び尋ねました。――学生たちは、これ以上は何も入らないと考え、今度こそ満杯だと答えました。

　最後に教授は、水を瓶に注ぎ入れました。――これには学生たちも驚き、そして今度こそ瓶が完全に満杯であることを認めました。

　教授は、この瓶が人生を象徴していると説明しました。大きな岩は、神様、家族、健康、人間関係といった、人生にお

いて最も重要なものを表しています。たとえ小石や砂がなくても、瓶は満杯であり、人生には意味があるのです。

小石は、仕事、学校、家など、あなたの人生において重要なものを表しています。しかし、あなたの全体的な幸福にとっては永続的なものでも本質的なものでもありません。これらのものはしばしば現れたり消えたりするものです。

砂は、物質的な所有物、気晴らし、悪い習慣、人生の問題といった、残りの些細な事柄を表しています。これらのものは、人生全体においてそれほど重要ではなく、主に時間を浪費したり、もっと重要なものからエネルギーを奪ったりするものです。

水は、私たちの人生の良い面も悪い面もすべて包み込む神霊の力を表しています。どれほど人生が満ち足りていたり圧倒されていたりしても、この神霊の力はすべてを包み込むことができます。

もし最初に砂や小石を瓶に入れてしまったら、大きな岩を入れるスペースがなくなります。これは、あなたの人生に取り入れるものについても同じことが言えます。まず最も重要なもの、つまり神様、家族、健康、人間関係にフォーカスしてください。水、つまり神霊は常に私たちの人生の一部であり続けることができますが、無意味なものや悪いものを取り除けば、神霊のためのもっと多くのスペースができます。

もし、小さな取るに足らないことにばかりに時間を費やしてしまったら、本当に大切なもののためのスペースがなくなってしまいます。より意味のある人生を送るためには、自分の人生における重要なことを優先するべきです。

まず、大きな岩と水を瓶に入れましょう――家族や神様と

いった重要なものが一緒にあるべきだと理解しながら──。
その後、まだ気になるなら小石や砂について考えれば良いの
です。多くの場合、それらが以前ほど魅力的に感じられなく
なることに気づくでしょう

　人生のあらゆる側面をバランスよく管理するには、スキル
と練習が必要です。**肉体とスピリチュアルな側面を分ける
ことは決してできません。**たとえば、神様や家族に集中しすぎ
て、栄養失調で命を落とすようなことがあってはなりません。
同様に、人生の中には面倒だけれども「本質的で重要な雑
務」もあります。重要なのは、すべての必要なことに適切な
時間、エネルギー、そして注意を向ける「節度」を学ぶこと
です。

　私のような人間にとって、何を優先するべきかを決めるプ
ロセスは常に変化し、流動的なものです。まず取り組むべき
簡単なステップは、自分の人生から問題のある有害で不必要
なものを取り除くことです。次に、「役に立たない気晴らし」
を排除しましょう。休息や瞑想、リラクゼーションは必要で
あり、決して時間の無駄ではありません。

　明らかに有害なものを取り除いた後は、次のステップに進
みましょう。**たとえ良いものであっても、それが多くの時間
を占領しすぎると、「より良いもの」の妨げになることがあ
ります。**そして、しばしば「最も良いもの」が後回しにされ、
完全に無視されることさえあります。
「良い、より良い、最も良い」という考え方は、私たちに優
先順位と選択を慎重に評価することを促してくれます。この
概念は、人生の多くの活動や追求が本質的に「良いもの」で
ある一方で、**すべてが同じように重要であるとは限らないこ**

とを強調しています。「良い」と「より良い」、「最も良い」を見分ける方法を学ぶことで、私たちは本当に大切なこと——人間関係、スピリチュアルな成長、永遠の優先事項——に時間、エネルギー、注意を集中させることができます。「良い」ものだけで人生を詰め込みすぎると、「より良い」または「最も良い」選択肢を排除してしまう可能性があります。たとえば、家族と過ごす時間やスピリチュアルな習慣を育むことは、多くの場合「最も良い」選択です。他の価値ある活動が注意を引く場合でも、この点を優先すべきです。

　ただし、この考え方は、生活の基本的な必要条件が満たされていることを前提としています。お腹がいつも空いていたり、住む場所がなかったり、あるいは命が危険にさらされている場合には、より高次のことを考えるのは難しいでしょう。これらの状況は誰にでも起こり得るので、災害に備えておくことが、将来への安心感をもたらすことがあります。**スピリチュアル面と身体面の両方の準備が、困難な時期を乗り越える助けとなるでしょう。**

　これは「意図的な生き方」を呼びかけるメッセージです。忙しい日常から少し離れて、自分の選択が最も深い価値観や高次の目的を反映しているか確認するよう促しています。人生における『**最も良いもの**』**を優先する**ことで、私たちの人生はシンプルになり、神様との距離が縮まり、家族の絆が強まり、より大きな平和と幸福を得ることができるのです。

　一日の始まりを、いくつかの「地味ながらも効果的な習慣」から始めることで、勢いをつけることができます。たとえば、朝の祈りから始めて、ベッドを整え、歯を磨きましょう。次に、水を飲み、運動をします。こういった良い習慣を

しっかりとおこなうことで、達成感や前進している感覚を得ることができます。そして、その勢いが、重要で困難な課題に対して前向きな姿勢で取り組む助けとなるのです。

すべての分野でバランスの取れた進歩を見つけるには、継続的な計画とスケジュール管理が必要です。シンプルで一貫性のある方法から始めてみてください。

人類の最終試練──そのときあなたは何を選ぶのか

私がこの本を書いたのは、「警告」と「永遠の希望のメッセージ」を伝えるためです。これから訪れる嵐は、世界の基盤そのものを揺るがすものとなるでしょう。これからの日々は、人類がこれまで直面した中で最も重大な試練となるでしょう。しかし、神様は、熱心に求めるすべての人々に、守護と力を約束されています。たとえ私の話の中に、信じがたいと思うものが含まれていたとしても、どうか私の言葉を心に刻み、心の中に大切にしまっておいてください。

その日が来たとき、あなたは選択を迫られるでしょう。その偉大で最終的な試練では、「楽な道」を選ぶか、「神様の道」を選ぶかの決断をしなければなりません。その瞬間、選ぶこと自体が不可能に思えるかもしれません。しかし、簡単であればそもそもそれは試練ではありません。

「偽者」や「偽物」に惑わされないでください。**世界の歴史全体と人類の存在そのものが、この瞬間にかかっているのです。**たとえ、どんな光景を目にし、どんな声を聞き、またどれほど困難に思えても、「天の下でただひとつあなたを救う唯一の名前」を覚えておいてください。

269

すべての人がその選択を終えた後、比類なき栄光の瞬間に、イエス・キリストが地上に帰還します。そして、**最終的な戦いは勝利を迎えます**。勝利と永遠の喜びがあなたのものとなるのです。私は、魂の奥深くからこれが真実であると確信しています。

　改めて、私の言葉をひとつの試みとして試していただきたいと願います。ぜひ貴重な時間を見つけて、私があなたにお伝えしていることについて、神様に問いかけてください。真実を知る助けを求めてください。私の言葉が正しいかどうか尋ねてみてください。祈り、そしてこれらのことを深く瞑想する際には、心と精神を開きましょう。静かにし、魂の声で耳を傾けてください。

　恐れることはありません。喜びを持ち、すべての信頼を神様に委ねてください。目で見たことのないもの、耳で聞いたことのないもの、人間の心で想像したことのないものを、神様は愛する者たちのために準備されているのです。

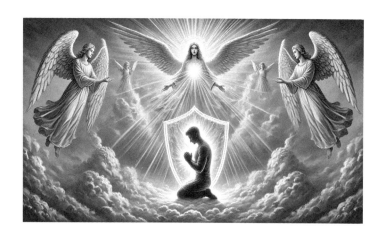

第11章　無限のスピリチュアルパワーの源

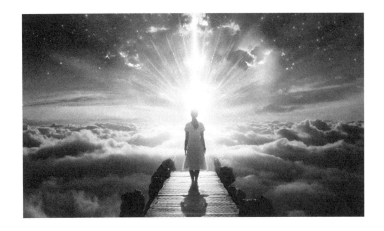

訳者あとがき

　ヒカルランドの石井社長よりお声かけいただき、ギブソン先生の新しい本の出版と翻訳に、再びかかわれる機会を得たことを心から光栄に感じています。

　ギブソン先生を交えた出版会議までの短い期間、私なりにあれこれと本のコンセプトについて想像を巡らし、思いついたアイデアについて、会議の冒頭でギブソン先生にご意見を伺ったところ、なんと！　先生もほぼ同じ内容を考えていらっしゃったことが判明！

　史上最速「たったの５分！　で本のコンテンツ内容が決定する」という奇跡からのプロジェクトスタートとなったのです。これも、この本の大切なキーワードとなっている「共鳴周波数」のなせる業でしょうか。（笑）

　さて、前作「コロナによる死と毒された免疫システム」でも、たくさんの気づきと目覚めのきっかけを、私たちに与えてくださったギブソン先生ですが、今回は「目覚め始めた私たち」に向けて、さらに突っ込んだ衝撃的な内容を伝えてくださっています。

　皆さんにとって、中には受け入れ難い内容や、信じたくない内容も含まれていたかも知れません。しかし、ここで目を背けずに、ギブソン先生の言葉を何度も読み返し、ひとつひとつ心に留め、理解していっていただけたらと思います。

　なぜなら、これからの時代、「人としての霊性を保つこと」「人間であり続けること」が、ますます困難となることが予測されているからです。これまで以上に私たちは、自分の体と脳をケアすること、恐れを手放し、心を平穏に保つこと、

スピリチュアリティを高めて魂をさらに成長させていくことが求められているのです。

これらの鍵を握るのが、文中に何度も出てくる「共鳴周波数」です。私自身が「ゼリツィン」というドイツの宝石と花の波動セラピーを取り扱っている関係で、周波数の持つ癒しの力や奇跡を目の当たりにしてきた経験からも、周波数にこそ全ての答えがあると確信しています。

私たちひとりひとりが、健康な食生活、自然とのふれあい、宇宙とのつながり、健全な人間関係と助け合い、祈りとスピリチュアルな実践を通じて、愛、調和、感謝、信頼、神様といった「高次の周波数」に近づいていくことで、私たち個々が放つ「光の周波数」は、必ず周囲の人々から人類全体へ、世界全体へと共鳴していきます。

気づき、目覚め、意識を高め、「光のエネルギー」を放てるようになった人々を、ひとりでも増やし続けることが、地球全体の周波数を高め、人類を守っていくことにつながると、私自身も信じています。

「私たちはちっぽけな存在ではない」

――ギブソン先生が、前作から一貫して私たちに伝えてくださっていることです。

ぜひみなさまも、できることからひとつずつ始めていってください。ヒントは全てこの本の中に書かれています。そして、周囲の方にも伝えていってあげてください。この本がたくさんの方の救いとなることを心より願っています。

最後になりましたが、急なお願いにもかかわらず、短期間で素晴らしい原稿を書いてくださったギブソン先生、ヒカルランドの石井社長と編集の志田恵里さん、翻訳中に献身的に

支えてくれた家族と弊社スタッフに心から感謝いたします。

　渡邊千春

巻末電子付録

最後までお読みいただきありがとうございました。
ドクター・ギブソンより下記の資料のプレゼントがあります。
ぜひダウンロードしてご活用ください。

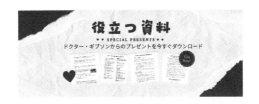

プレゼント資料リスト

① Dr. ギブソンのエッセンシャル・プロトコル
② Dr. ギブソンの免疫強化プロトコル
③ Dr. ギブソン考案：初心者のための食料貯蔵のヒント
④ Dr. ギブソン考案：「防災バッグ」の内容リスト
⑤ Dr. ギブソンのサバイバルフードレシピ集
⑥ Dr. ギブソンの山菜採餌のヒント

資料ダウンロードはこちらから ➡

https://resast.jp/subscribe/MzBjNDViYjAzN

著者プロフィール

ロバート・ギブソン医学博士

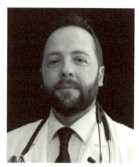

Dr. Robert Gibson

　オランダのユトレヒト大学（オランダで3番目に古く大きな大学）、日本の帝京大学、米国アイオワ州のパーマーカレッジ・オブ・カイロプラクティック（PCC）にて、医師（MD）、自然療法医師（ND）、カイロプラクタードクター（DC）の3つの医師ラインセンスを取得（トータル8000時間以上の医療トレーニング）。専門は神経科学と栄養学、カイロプラクティック。長年にわたる研究と神経科学、栄養学についての豊富な知識と基礎に基づく数々の臨床プロトコルを開発した実績を持つ。

　医療現場での治療体験を通じ、西洋医学での危険を伴う可能性がある処方箋や手術による治療よりも、代替医療による治療の方が患者によりよい結果をもたし、その効果が長期的に継続することを見出し、カイロプラクティック、栄養学、自然療法、伝統医学、東洋医学の全てを治療に取り入れている。

　また、患者が脳をフルに活性化できる方法を追求することに情熱を燃やし、統合医療における神経科学と栄養生理学との組み合わせにより、自然療法と近代科学を融合させることに成功。科学的な研究と継続的なリサーチを行い、患者に最も革新的なテクノロジーと最高の治療の選択肢を提供中。

訳者プロフィール

渡邊千春 （わたなべ ちはる）

　2005年にリウマチ発病。半分寝たきりの状態から色々な自然療法に出会い１年後に見事完治。その体験からホリスティックやスピリチュアルに目覚める。その後はのべ２万人以上へのカウンリングやセミナーを通じて、難病を患う方々の改善に関わってきた。

　また世界で活躍する著名なドクターやヒーラー、自然療法士たちとも連帯を深め、代替医療を推進する医師たちとの合同講演や、各界リーダーたちとのコラボセミナーを企画するなど様々な試みを行い好評を博す。2016年春には、ドイツで自然療法士向けセミナーの講師をつとめ、2019年の夏には、オーストリアのVIP専用代替医療クリニックにて、ドクター達に腸心セラピー®の講義を行った。

　著書に、腸の摩訶不思議を語った『腸は宇宙の全てを記憶している（ヒカルランド)』、リウマチ克服までの経緯を記した『リウマチ感謝！　（三恵社)』などがある。
一般社団法人 グローバル・ホリスティックケア研究所 代表理事
一般社団法人 日本腸心セラピー協会 代表理事
Sellizin® Elixir Japan,LLC 代表
日本ホリスティック医学学会会員
日本メンタルヘルス協会 認定カウンセラー
ドイツ心理カウンセラー連盟協会（VFP）正会員

THE KEY TO SURVIVE THE GREAT RESET LIES IN FREQUENCIES
by Dr. Robert Gibson
Copy right © 2025 by Dr. Robert Gibson
Japanese translation rights arranged with Dr.Robert Gibson through Japan UNI Agency, Inc., Tokyo

グレートリセットを生き抜く鍵は周波数にあった！
霊性をかけた最終決戦がいよいよ始まる！

第一刷　2025年3月31日

著　者　ロバート・ギブソン医学博士
訳　者　渡邊千春

発行人　石井健資

発行所　株式会社ヒカルランド
　　　　〒162-0821　東京都新宿区津久戸町3-11　TH1ビル6F
　　　　電話 03-6265-0852　　ファックス 03-6265-0853
　　　　http://www.hikaruland.co.jp　　info@hikaruland.co.jp
　　　　振替 00180-8-496587

本文・カバー・製本 ── 中央精版印刷株式会社
DTP ── 株式会社キャップス
編集担当 ── 志田恵里

落丁・乱丁はお取替えいたします。無断転載・複製を禁じます。
©2025 Watanabe Chiharu Printed in Japan
ISBN978-4-86742-476-6

**みらくる出帆社
ヒカルランドの**

イッテル本屋

ヒカルランドの本がズラリと勢揃い!

　みらくる出帆社ヒカルランドの本屋、その名も【イッテル本屋】。手に取ってみてみたかった、あの本、この本。ヒカルランド以外の本はありませんが、ヒカルランドの本ならほぼ揃っています。本を読んで、ゆっくりお過ごしいただけるように、椅子のご用意もございます。ぜひ、ヒカルランドの本をじっくりとお楽しみください。

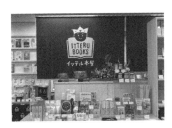 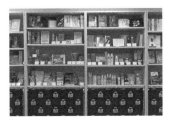

ネットやハピハピ Hi-Ringo で気になったあの商品…お手に取って、そのエネルギーや感覚を味わってみてください。気になった本は、野草茶を飲みながらゆっくり読んでみてくださいね。

〒162-0821 東京都新宿区津久戸町3-11 飯田橋 TH1ビル7F　イッテル本屋

☆ 大好評営業中!! ☆
元氣屋イッテル
(神楽坂ヒカルランド みらくる：癒しと健康)

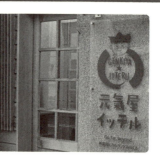

東西線神楽坂駅から徒歩2分。音響チェアを始め、AWG、メタトロン、タイムウェーバー、フォトンビームなどの波動機器をご用意しております。日常の疲れから解放し、不調から回復へと導く波動健康機器を体感、暗視野顕微鏡で普段は見られないソマチッドも観察できます。
セラピーをご希望の方は、お電話、または info@hikarulandmarket.com まで、ご希望の施術名、ご連絡先とご希望の日時を明記の上、ご連絡ください。調整の上、折り返しご連絡致します。
詳細は元氣屋イッテルのホームページ、ブログ、SNS でご案内します。
皆さまのお越しをスタッフ一同お待ちしております。

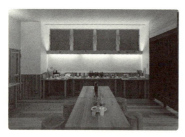
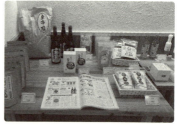

元氣屋イッテル（神楽坂ヒカルランド みらくる：癒しと健康）
〒162-0805　東京都新宿区矢来町111番地
地下鉄東西線神楽坂駅2番出口より徒歩2分
TEL：03-5579-8948　メール：info@hikarulandmarket.com
不定休（営業日はホームページをご確認ください）
営業時間11：00～18：00（イベント開催時など、営業時間が変更になる場合があります。）
※ Healing メニューは予約制。事前のお申込みが必要となります。
ホームページ：https://kagurazakamiracle.com/

イチオシ！ AWG ORIGIN®

電極パットを背中と腰につけて寝るだけ。生体細胞を傷つけない69種類の安全な周波数を体内に流すことで、体内の電子の流れを整え、生命力を高めます。体に蓄積した不要なものを排出して、代謝アップに期待！体内のソマチッドが喜びます。

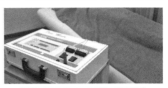

A. 血液ハピハピ&毒素バイバイコース
　　　　　　　　（60分）8,000円
B. 免疫 POWER UP バリバリコース
　　　　　　　　（60分）8,000円
C. 血液ハピハピ&毒素バイバイ＋
　免疫 POWER UP バリバリコース
　　　　　　　（120分）16,000円
D. 脳力解放「ブレインオン」併用コース
　　　　　　　　（60分）12,000円
E. AWG ORIGIN®プレミアムコース
　　　　　　　　（9回）55,000円
　　　　　　（60分×9回）各回8,000円

プレミアムメニュー
①血液ハピハピ&毒素バイバイコース
②免疫 POWER UP バリバリコース
③お腹元気コース
④身体中サラサラコース
⑤毒素やっつけコース
⑥老廃物サヨナラコース
⑦⑧⑨スペシャルコース

※2週間〜1か月に1度、通っていただくことをおすすめします。

※Eはその都度のお支払いもできます。　※180分／24,000円のコースもあります。
※妊娠中・ペースメーカーをご使用の方にはご案内できません。

イチオシ！【フォトンビーム×タイムウェーバー】

フォトンビーム開発者である小川陽吉氏によるフォトンビームセミナー動画（約15分）をご覧いただいた後、タイムウェーバーでチャクラのバランスをチェック、またはタイムウェーバーで経絡をチェック致します。
ご自身の気になる所、バランスが崩れている所にビームを3か所照射。
その後タイムウェーバーで照射後のチャクラバランスを再度チェック致します。
※追加の照射：3000円/1照射につきご注意
・ペットボトルのミネラルウォーターをお持ちいただけたらフォトンビームを照射致します。

人のエネルギー発生器ミトコンドリアを
40億倍活性化！

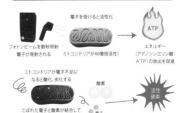

ミトコンドリアは細胞内で人の活動エネルギーを生み出しています。**フォトンビームをあてるとさらに元気になります。光子発生装置であり、酸化還元装置であるフォトンビームはミトコンドリアを数秒で40億倍活性化させます。**

3照射　18000円（税込）　所要時間：30〜40分

ヒカルランド 好評既刊！

地上の星☆ヒカルランド　銀河より届く愛と叡智の宅配便

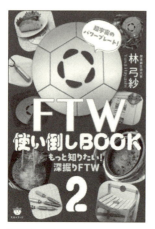

FTW使い倒しBOOK 2
著者：林 弓紗
四六ソフト　本体 2,500円+税

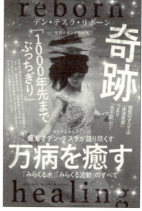

超天才デン・テスラが語り尽くす
万病を癒す「みらくる水」「みらくる波動」のすべて
著者：デン・テスラ・リボーン／ヒカルランド取材班
四六ソフト　本体 2,200円+税

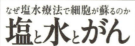

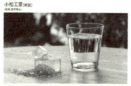

塩と水とがん
著者：ユージェル・アイデミール
訳者：斎藤いづみ／解説：小松工芽
四六ソフト　本体 1,800円+税

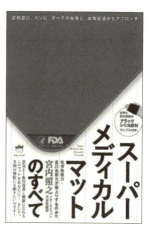

スーパーメディカルマットのすべて
著者：宮内照之
四六ソフト　本体 3,000円+税

ヒカルランド 好評既刊!

地上の星☆ヒカルランド　銀河より届く愛と叡智の宅配便

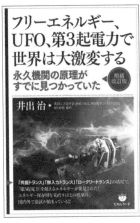

[増補改訂版] フリーエネルギー、UFO、
第3起電力で世界は大激変する
著者：井出 治
四六ソフト　本体 2,300円+税

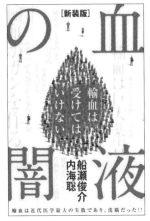

[新装版] 血液の闇
著者：船瀬俊介／内海 聡
四六ソフト　本体 2,500円+税

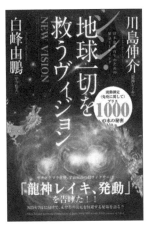

シン・地球一切を救うヴィジョン
著者：白峰由鵬／川島伸介
四六ソフト　本体 2,200円+税

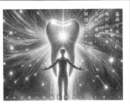

量子歯科医学とウラシマ効果
著者：藤井佳朗
四六ソフト　本体 2,500円+税

＼ドクターギブソン2年ぶりの来日＆東京セミナー開催決定！／

周波数を駆使して心・体・魂の健康を手に入れる方法

～思考、感情、食べ物、環境、電磁波、ワクチン、グレートリセット～

全てを周波数からみれば、理解でき解決できる！

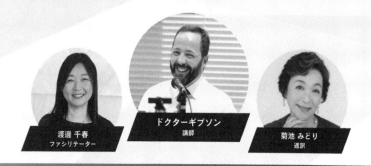

渡邊 千春
ファシリテーター

ドクターギブソン
講師

菊池 みどり
通訳

2025 ▶LIVE　神田エッサム2号館
3.29 土 14:00〜

- 東京会場でのリアル受講
- オンライン受講
- 後日動画配信

での受講が選べます

▌セミナー内容

新刊当書籍「グレートリセットを生き抜く鍵は周波数にあった！」
の発売を記念し、2年ぶりの来日セミナーを開催します！

- 周波数とはなにか？ー良い周波数＆悪い周波数について
- 周波数を使って心身の健康を取り戻す方法
- 隠され続けてきた人類を救うフリーエネルギー治療技術とは？
- 悪意のある人々が周波数をどのように悪用しているのか？
- グレートリセットから自分や家族を守るには何をすればいいか？

この貴重な来日セミナーをお見逃しなく！

アメリカ屈指のスーパードクター！ギブソン先生ってこんな人！

医師、自然療法士、カイロプラクターという3つの医療ライセンスを持つ異色の医療スペシャリスト！！
オランダ・日本・アメリカで学び、8,000時間以上の医療トレーニングを積んできた実力派のドクターです。

西洋医学 × 自然療法を融合した唯一無二のアプローチ
脳神経外科医として成功を収めながらも、西洋医学だけでは救えない現実に直面。愛する息子が学習障害を乗り越えた経験をきっかけに、カイロプラクティック、栄養学、自然療法、伝統医学を統合し、薬や手術に頼らない「根本からの健康回復」を目指す治療法を確立しました。

患者に寄り添う温かい人柄
患者一人ひとりと真剣に向き合い、「どうしたらもっと良くなるか？」を常に考え続ける先生。難病患者のケアや、退役軍人のPTSD治療にも力を注いでおり、多くの人に「希望と奇跡」をもたらしています。

日本との深い縁と情熱
若い頃に宣教師として訪れた日本で、人々の悩みや苦しみに触れたことが医師を志すきっかけに。「日本の人々に本当に健康になれる方法を届けたい！」という熱い想いで、長年にわたり日本の皆さんと関わり続けています。

温かい人柄と確かな実績を兼ね備えたギブソン先生に、ぜひ会いに来てください！

クラファン限定チケットも！

クラウドファンディングのご案内

セミナーチケットはクラウドファンディングからも入手可能です！
ご支援金は、ギブソン先生の渡航費やセミナー運営費に大切に活用させていただきます。
ここでしか手に入らない豪華リターンもご用意！ぜひご支援ください

リターン内容
- セミナー参加チケット（オンライン/東京）
- 特別ディナー会付チケット
- サイン入り新刊書籍チケットなど

※サイン付きチケット、ディナー付きチケットなどのチケットは先着順になくなり次第終了となります。ご了承ください。

ご支援は1,000円から可能です

支援金の使い道
- 日本への渡航費・滞在費・通訳料
- セミナー開催の会場費・運営費用
- リターン商品代金など

クラファン詳細はこちら

https://www.reservestock.jp/shared_projects/index/1505

東京会場でしか味わえない学びと交流！

✓ ギブソン先生と記念撮影のチャンス
✓ 特別なディナーチケットがあったり…
✓ ここだけのプレゼントも…！？

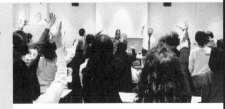

セミナー後も動画視聴できます

✓ 何度も見返すことができる
✓ 自分のペースで学べる
✓ 書籍と合わせて内容を深めることができる

セミナーの詳細や
お申込はこちら

https://resast.jp/page/consecutive_events/39159

セミナーに関するお問合せはこちら ✉ info@ghci.jp ☎ 03-6310-7408

ヒカルランド　好評既刊！

地上の星☆ヒカルランド　銀河より届く愛と叡智の宅配便

ドクター・ギブソンの前作書籍

コロナによる死と毒された免疫システム
ワクチンとシェディング(伝播)からのメディカルサバイバル

これが解毒と栄養で無敵の免疫システムを構築する方法だ！

ロバート・ギブソン医学博士[著]
渡邊千春[訳]

『[完全版]ドクター・ギブソンのスーパー解毒マニュアル』も同時発売中！

コロナによる死と毒された免疫システム
著者：ロバート・ギブソン医学博士
訳者：渡邊千春
四六ソフト　本体1,700円+税

ドクター・ギブソンは、コロナウイルスやコロナワクチンといった用語が使われ始める25年以上も前よりこの計画に気づき、何十年にもわたりあらゆるワクチン接種の危険性を訴え続けてきました。そんなドクター・ギブソンが、これまでのワクチンと比較にならないほど危険だと断言する「(mRNA) コロナワクチン」の真実と本当の目的について、医学的見地から詳細に明らかにします！

ヒカルランド 好評既刊！

地上の星☆ヒカルランド　銀河より届く愛と叡智の宅配便

ドクター・ギブソンの前作書籍

【完全版】ドクター・ギブソンの
スーパー解毒マニュアル
著者：ロバート・ギブソン医学博士
訳者：渡邊千春
四六ソフト　本体1,300円+税

すべての病気や症状の背景に潜む「体内毒素の蓄積」から、皆さんを確実に救い出すメソッドがここにあります。
これまでに、数多くの難病患者を危険な薬物を使わない自然療法で治癒に導いてきたドクター・ギブソンによる、効果的な解毒と体内浄化のための画期的プログラムです。

ヒカルランド　好評既刊！

地上の星☆ヒカルランド　銀河より届く愛と叡智の宅配便

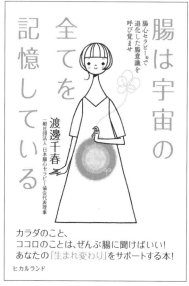

腸は宇宙の全てを記憶している
著者：渡邊千春
四六ソフト　本体2,000円+税

重版3刷達成！ ロングセラー

〜腸から潜在意識にアクセス〜
お悩みの奥にある
本当の原因を解消できます

「腸と脳と感情の不思議なお話」
「いろいろな感情がなぜ起こるのか？」
「自分の腸と対話する方法」などなど
腸と心に関する 不思議で楽しいお話が
盛りだくさんです。